Nütze den Augenblick

Kräuterpfarrer
Hermann-Josef Weidinger

FREUNDE DER HEILKRÄUTER
Karlstein/Thaya

1. Auflage 1994

Fotos: Sebastian Kreit, OPraem., Geras
Gesamtherstellung: Ferdinand Berger & Söhne Ges.m.b.H.,
A-3580 Horn

ISBN 3 900504 34 2

Gedruckt auf Bioffset 120 g, hergestellt aus chlorfrei gebleichten Rohstoffen

Das Gefüge der Zeit

Ostern war vorbei, das Fest der Auferstehung gefeiert. Der Alltag griff wieder mit eiserner Hand und rücksichtslosem Terminkalender hinein in jeden Bruchteil der Zeit und in jeden Atemzug.

Der Kameramann Wolfgang drehte im Auftrag des Deutschen Sportfernsehens einen Film über das Ballonfahren. Da drückte eine Windbö drei Metallseile des Ballons gegen die Hochspannungsleitung.

Durch den Funkenflug geriet der Fernsehmann in Panik. Sprang in fünf Meter Höhe aus dem Korb.

Der Mann »landete« auf einer Wiese und zog sich Brüche zu. Der Pilot brachte den Ballon doch noch zum Steigen und setzte einen Kilometer weiter sicher auf. Alle Insassen blieben unverletzt.

Augenblicke können in unser Leben zutiefst einschneiden. Können hoffnungslos Gespaltenes – wie es unser »Bilder-Mann« am Umschlag festhielt – erneut zusammenfügen. Gemäß dem Psalm 57,2: »Auf dich, o Gott, traut meine Seele, und unter dem Schatten deiner Flügel habe ich Zuflucht.«

Vieles von dem, was jahrhundertelang den Rhythmus der Zeit bestimmte, als der Ablauf der kirchlichen Feste noch das Lebensgefühl der Menschen prägte, ist uns heute nicht mehr bewußt. Und doch fühlten sich Generationen vor uns in diesem Gefüge der Zeit geborgen.

Feste und Bräuche im Jahreskreis waren für sie wie ein Haus, das für alle Wechselfälle des Lebens Zimmer bereithielt. Rund um das Haus aber grünte und blühte der phantasievolle Garten des Brauchtums, der Volksweisheit und der Legenden.

So ist der Wacholderstrauch – ein Lebens-Erwecker und Lebens-Erneuerer – eng verwirkt worden mit dem Himmelfahrtstag, einem Vorreiter von Pfingsten. Der ja zehn Tage vor das Fest der Herabkunft des Heiligen Geistes fällt.
Geheimnisvoll steigt aus dem dunklen Geäst des »Machandelbaumes« ein gelber Nebel auf.
Wenn der Strauch nämlich im Mai blüht – so um die Zeit herum, in der man der Auffahrt Christi in den Himmel gedenkt –, entfalten die männlichen Blüten des Wacholders eine solche Staubfülle, daß sich bei stärkerem Wind förmlich ganze Rauchwolken bilden.
Wundersame Kräfte maß man diesem Blütenstaub zu. Man versuchte, ihn sogar in einer Kapsel aufzufangen. Der »Heide- oder Waldsegen« sollte nicht allein Kranke heilen und Mensch und Tier vor Ansteckung bewahren, sondern auch das Erdreich befruchten und das Wachstum der Waldbäume ringsum fördern.
Der lebensfrische, immergrüne Strauch mit seinem würzigen Duft trägt schon äußerlich ein Zeichen, das auf die Hilfe Gottes schließen ließ. Es sollte die bösen Geister abwehren, vor Unglück und Krankheit bewahren. Das Kreuzlein auf den Wacholderbeeren tat dies nämlich kund.
Man kann es deutlich erkennen. Aus der Verwachsungsstelle der schuppenförmigen Fruchtblätter ist es entstanden. Das Volk von einst wußte zu schauen und zu deuten.

In eine andere Zeit sind wir heute hineingeboren, darüber zweifelt wohl kaum jemand.
Welcher Rhythmus bestimmt unser Leben heute?
Sind es die Minuten oder Stunden, die wir von unseren Uhren ablesen? Oder sind es die Tage, Wochen und Monate, die uns der Kalender anzeigt?
Zählen wir mit zunehmendem Alter nur noch die Jahre, die wir auf unserem Buckel tragen? Die uns niederdrücken und lähmen? – Oder gilt es das Steuer fest in den Griff zu bekommen? Der Wirklichkeit des Lebens tief in die Augen zu schauen?

Ein neuer Monat hatte soeben begonnen. Der Lenz ließ hoffnungsvolle Pläne schmieden. Meine Vortragstätigkeit – die mich wieder quer durch alle Bundesländer führen sollte – war angelaufen.
... aber ein Kreislaufkollaps mit einer Lungenentzündung warf mir die gesamte Planung jäh über den Haufen.
Nach mehrwöchigem Krankenhaus-Aufenthalt befand ich mich auf der Heimfahrt. Ich saß neben dem Lenker, schaute hinaus in den leuchtenden Morgen wieder-ergrünender Natur.
Hinter einem Haus, auf trockenem Wiesenboden, watschelten Hausenten umher. Eine erweckte meine Aufmerksamkeit: bedächtig führte sie alle Schwimmbewegungen aus, die sie in ihrem nassen Element – als Wasservogel – benötigt, um sich wohl zu fühlen. Es war interessant zu beobachten, wie das Tier den Hals reckte. Den Kopf nach rechts und links wendete. Die Flügel öffnete und schloß. Dabei versuchte, mit dem Körper unterzutauchen, um im Trockenen genügend frisches Naß auf den Leib zu fächeln.

Wie ein vergessenes altes Haus, so wirkt heute, an der schnellen Straße des modernen Lebens, manchmal das Kirchenjahr.
Viele Menschen haben zwar noch eine Ahnung davon, wie einige der wichtigsten Räume dieses Hauses aussehen. Aber die Architektur des Ganzen erfassen sie nicht mehr.
Sie kennen Weihnachten und Ostern. Sie feiern Taufe und Erstkommunion. Schicken ihre Kinder zur Firmung. Die entscheidenden Verknüpfungs-Punkte mit dem von Gott geschenkten Heil sind ihnen jedoch längst verlorengegangen.

Der Rhythmus des Jahres ist uns äußerer Anstoß zu Taten.
Die Jahre wieder werden zur Kette, die unser irdisches Dasein umfängt.
Da gibt es wichtige Augenblicke – von Minuten-Dauer – und vertane Stunden.

Es gibt Tage von großer persönlicher oder familiärer Bedeutung. Auch manche Jahre – beispielsweise runde Geburtstage – erlebt man intensiver als andere. Sie geben nicht selten das Signal zu neuem Anfang oder zu entschlossenem Aufbruch.
Das Kirchenjahr hat allerdings seinen eigenen Rhythmus. Es zeigt nach oben. Gleicht einem Pfeil, der sich auf die Zukunft hin ausrichtet. Mitte und Höhepunkt ist die Auferstehung Jesu Christi. Sie wurde ursprünglich an jedem Sonntag gefeiert. Erst später bildete sich daraus die große Jahresfeier der Auferstehung des Herrn heraus.

Was würden Sie von einem Jockey halten, der sich einbildet, die ganze Ordnung eines Pferderennens auf den Kopf zu stellen, indem er zu Fuß hinter dem Feld der Pferde lustig einherrennt. – Sie würden ihn doch für verrückt erklären. Oder?
Wie schaut es in unserem Leben aus?
Schon am Morgen gehen wir verschreckt und entmutigt dem neuen Tag entgegen. Schauen mit Sorge auf die Last, die uns aufs neue aufgebürdet werden soll. Oder leben einfach »feucht-fröhlich« in den Tag hinein, als wäre ewig Fasching.
Anstatt zu danken ... Für den neuen Tag. Für die Möglichkeit, uns bewähren zu dürfen. Weil wir uns von der Liebe Gottes ganz und gar umfaßt und erfaßt fühlen.
»Herr, segne jeden Augenblick, den Du mir heute schenkst. Und hilf mir, daß ich keinen einzigen davon nutzlos vergeude.«

Mensch unter Menschen sein

Der Morgen erwacht. Es ist mitten im Winter. Leben tritt aus den Türen. Schleicht auf die Straße. Hüllt sich in Blech, zu Fahrzeugen geformt. Reitet dahin auf Rappen, die weder vom Schuster noch schwarz sind, oder zumindest nur selten.

Das Förderband hat so vieles ausgespuckt.

Das Gendarmerie-Auto rollt an. Bleibt vor dem Rathaus stehen. Oben am Posten gehen die Lichter an. Kurz darauf fährt die Patrouille aus.

Die Schüler drängeln sich an der Bushaltestelle.

Mich hüllt der Schatten des Hauses gnädig ein. Meine Lunge versucht in tiefen Zügen frische Morgenluft zu tanken.

Diese Atemübungen tun mir gut. Weil sie meinen Körper stählen. Mich zugleich aber das Erwachen in den neuen Tag hinein erleben lassen.

Alles läuft wie am Schnürchen

Unser Leben wird prima organisiert.

Der Kaffee ist »gefriergetrocknet«. Dem Reis die Oberhärte entzogen. 7 von 10 Katzen fressen YXZ, und selbstbewußte Hundezüchter ernähren ihre Welpen ausschließlich mit DEF. Die Babys liegen nur noch auf saugkräftigen Windeln. Bloß so kann man sich richtig entwickeln. – Ich hatte sie nicht und bin auch 76 geworden. – Die Rasur wird mit einem raffinierten Rädersystem durchgeführt. – Ich habe mein Rasiermesser am Riemen abgezogen.

Wir werden immer rascher, flotter und perfekter

Und siehe da, die gute Laune ist wie weggeblasen. Langweilige, lebensüberdrüssige Gestalten torkeln grußlos vorüber. Kein Lächeln auf den Lippen.

Menschliche Werte sind wieder gefragt

Sie tun uns mehr als not. Laßt uns Mensch unter Menschen sein. Herzensgüte und Geduld, Liebenswürdigkeit und Treue sollen walten.

⌘

Das Rosengewächs Mädesüß

Es ist nicht nur eine Zierde an Flußufern, Gräben, nassen Wiesen und feuchten Waldstellen. Es stellt auch eine wertvolle Heilpflanze dar. In erster Linie zur unterstützenden Behandlung bei Erkältungskrankheiten angewandt, aber auch bei Kopfschmerzen bestens bewährt.

Die Zubereitung von Mädesüßtee

2 TL des getrockneten, zerkleinerten blühenden Krautes mit $^1/_4$ l heißem Wasser übergießen. – In diesem Fall darf man kein kochendes Wasser heranziehen, da ansonsten der Gehalt an Salizylsäure reduziert werden würde. Und gerade auf diesem Inhaltsstoff beruht zu einem wesentlichen Teil die Heilwirkung des Mädesüß. – Den Aufguß 15 Minuten ziehen lassen. Man kann davon je nach Bedarf täglich 3 bis 4 Tassen trinken.

Ein feines Aromamittel

Des lieblichen Duftes wegen können saubere abgezupfte Mädesüßblüten zum Aromatisieren von Getränken verwendet werden. In Norddeutschland wurde früher Met oder Honigwein mit Mädesüßblüten geschmacklich aufgewertet.

Mädesüßwein, Stolz der Hausfrau

In eine Flasche Wein 2 bis 3 Blütenzweige stecken. 8 Tage lang im warmen Raum stehen lassen. Danach abseihen und filtrieren. Die Flaschen liegend im Keller lagern.

Des einzelnen Stimme

Nicht selten hat es den Anschein, als würde die Stimme des einzelnen überhaupt nicht zählen. Als wäre sie einfach ohne Gewicht. Als könne der einzelne keinerlei Einfluß auf die Entwicklung unserer Gesellschaft nehmen. – Entmutigt fragt da mancher: »Was kann ich da schon ausrichten?«

Wenn es um die Erneuerung dieser Welt und die Zukunft der Kirche geht, zählt aber jede Stimme.

Die Fabel von der Schneeflocke

Die Tannenmeise sitzt verborgen im feinen Geäste.

Ihr gegenüber, auf einem Holzstoß, hält eine Wildtaube Ausschau nach Futter. Äugt dabei vorsichtig nach rechts und nach links. Da wird sie unversehens von der geschwätzigen Meise angesprochen: »Sag mir, was wiegt eine Schneeflocke?«

»Nicht mehr als nichts«, antwortet verdrossen die Wildtaube.

Aber die Meise gibt sich nicht geschlagen, im Gegenteil. »Dann muß ich dir eine wundersame Geschichte erzählen«, meint sie vorwitzig.

»Ich saß auf dem Ast einer Fichte, als es lautlos und ohne Wind zu schneien anfing. Weil ich nichts Besseres zu tun hatte, zählte ich die Schneeflocken, die auf den Ast fielen, auf dem ich saß. Es waren genau 4,311.752. Als aber die Schneeflocke 4,311.753 auf den Ast fiel – nicht mehr als nichts –, da brach der Ast ab.« – Damit schloß die Meise und flog davon.

Die Taube hielt ihren Kopf für einige Augenblicke ruhig. Sie dachte still nach und meinte: »Vielleicht fehlt wirklich nur eines einzelnen Menschen Stimme, damit sich etwas ändert!«

Vom einen Leib und seinen Gliedern

»Das Auge kann nicht zur Hand sagen: Ich bin nicht auf dich angewiesen. Der Kopf kann nicht zu den Füßen sagen: Ich brauche euch nicht. Im Gegenteil, gerade die schwächer scheinenden Glieder des Leibes sind unentbehrlich.« (1 Kor 12, 21–22) Das gleiche gilt auch in der Gemeinschaft.

⌘

Der Spitzwegerich »spitzt« die Blätter

Er ist ein ausgesprochener Weg-Begleiter. Bemüht sich auch für und um unsere Luft-Wege.
Dieses Kraut gilt nicht nur als ein gutes Hustenkräutl. Es zeigt dem Menschen den Weg zur wahren Erkenntnis auf. Den Weg zum Lichte, den Weg nach Osten.

Ernte der Spitzwegerichblätter

Verwendet werden die von April bis September gesammelten Blätter, frisch oder getrocknet.

Die Zubereitung von Spitzwegerichtee

2 TL voll zerkleinerter Blätter mit $^1/_4$ l kochendem Wasser übergießen, 15 Minuten ziehen lassen, abseihen. 3 bis 4 Tassen täglich trinken. Besonders hilfreich mit echtem Bienenhonig gesüßt und unter Beigabe von etwas Zitronensaft. – Dieser Tee erweist sich bei Rachenschmerzen, rauher Stimme und Erkältung als hilfreich. Nimmt Entzündungen und löst den Schleim.

Spitzwegerichtee für Auflagen

Sie sollen alle 5 Stunden gewechselt werden. Bei Verletzungen, Hautentzündungen, Geschwüren und Insektenstichen einsatzbereit.

Wegweiser zur Fülle

»Ich habe es schon öfter gesagt: Die ein gutes Leben beginnen wollen, die sollen es machen wie einer, der einen Kreis zieht.
Hat er den Mittelpunkt des Kreises richtig angesetzt und steht der fest, so wird die Kreislinie gut.
Das soll heißen: Der Mensch lerne zuerst, daß sein Herz fest bleibe in Gott, so wird er auch beständig werden in allen seinen Werken.« (Meister Eckehart)

Der Mensch nur entscheidet

»Was willst du machen aus deinem Leben, was willst du werden, es steht dir frei: Ein wandelnder Terminkalender, ein Kerzenleuchter für das Fest, ein Briefbeschwerer ganz aus Eisen, ein Aschenbecher für den Rest?
Ein Aktendeckel mit Rezepten, ein Hut, ein Lied, ein Zirkuszelt, ein Gläschen Wein, ein Sofakissen, ein Stückchen Himmel auf der Welt? – Was willst du machen aus deinem Leben, was willst du werden, es steht dir frei ...« (Lothar Zenetti)

Zur Ganzheit und Fülle finden

Ein altes Wort des Kirchenvaters Irenäus lautet: »Die Ehre Gottes ist der lebendige Mensch!«
Und Papst Johannes Paul II. umschreibt es so: »Nur der Mensch, der lebt und Leben hat, kann Gott zur Ehre gereichen. Gott ist nicht der Konkurrent des Menschen, seine Ehre geht nicht auf Kosten des Menschen. Gott ist umso mehr geehrt, je mehr der Mensch zu seiner Ganzheit und Fülle findet.
Gottes Gebote sind keine Umzäunungen, die den Menschen vom Schönsten fernhalten, sondern Wegweiser zur Fülle.«

Der Mensch genügt sich nicht selbst

Gottes Gebote zeigen, wie man sein Leben finden kann. Die Ehre Gottes ist der lebendige Mensch! Gerade deshalb bemüht sich die Kirche in ihren sozialen Diensten, in ihrem Kampf um Frieden, Gerechtigkeit, Bewahrung der Schöpfung um das Wohlergehen der Menschen.
Gleichzeitig weiß sie auch, daß der Mensch sich nicht selbst genügt.

Gottesdienst und Dienst am Menschen

Sie lassen sich nicht voneinander trennen. Die rechte Sorge um den Gottesdienst ist motiviert von der Sorge um den Menschen. Denn wo Gott aus der Sichtweite des Menschen gerät, der Mensch sich also von Gott entfernt, entfernt er sich von der Quelle des Lebens.

⌘

Wirksamer Ysoptee

Im Heißaufguß zubereiten, mit 1 EL echtem Bienenhonig vermischen und schluckweise langsam trinken. Bei verschleimten Atemwegen, festsitzendem Auswurf, schmerzhaftem Husten. – Ysoptee verbessert die Laune, erhellt die Stimmung, hebt die Lebensfreude.

Ysop als Würze

Das Kraut hat auch den unumstrittenen Ruf, ein vorzügliches Gewürz zu sein. Riecht und schmeckt sehr aromatisch. Wirkt auf die Verdauung hervorragend ein, so daß es nicht zu Gasansammlungen kommt. – Ysopgewürz eignet sich zu Kalbsbraten, dem die würzige Herbheit fehlt. Aber auch Bohnengerichte, Eintöpfe, Suppen oder frische Salate lassen sich geschmacklich pikant verändern. Das gleiche gilt für Topfen- und Streichkäse.

Dunkelheit im Alltag

Auf der Heimfahrt von Hessen. Eine deutsche Bildzeitung berichtet in großer Aufmachung über den Heimgang eines Fünfundzwanzigjährigen. Freiwillig war er aus dem Leben geschieden. Mit zerfetztem Kopf liegt er jetzt da. »Die Popp-Welt weint.«

Vor seinem Tod hat der Star noch Abschiedsbriefe verschickt.

»Seit September leide ich unter schweren Depressionen. Ich will ein römisch-katholisches Begräbnis. Gott sei meiner armen Seele gnädig ...«

Ein Erfolgsmensch

250.000 Platten hatte er verkauft.

»Setzt mich auf dem ›Friedhof der Namenlosen‹ bei.« – Das war sein letzter Wunsch.

Die Zeitungsnachricht endet mit dem Satz: »Sein Wille kann nicht erfüllt werden – weil sein Name bekannt ist.«

Leid und Tod

Es sind zwei Rätsel im Menschenleben, die ihn zur Verzweiflung zu bringen drohen. Aber Leid und Tod des Menschen bilden eine Einheit mit dem Kreuz Christi. Und das Kreuz hat Sinn ... Es ist der letzte Schritt vor der Auferstehung.

Hoffen in der Hoffnungslosigkeit

Prüfstein festen Glaubens. Liebe, die weiß, wem sie sich anvertraut hat.

Schmerz, Leid, Dunkelheit im Alltag des Menschen erinnern ihn, daß er das Paradies verloren hat. Sie treiben ihn immerfort an, nach dem verlorenen

Eden zu suchen. Trotz persönlichem Erfolg in seinem Beruf bleibt jeder von uns »nackt und arm«. Und wie kann hier nur die ermutigende Antwort heißen? Einer allein kann sie uns geben, der da sagt: »Kommt alle zu mir, die ihr mit Mühsal beladen seid.«

»Richtet nicht, damit ihr nicht gerichtet werdet«

Ein Mahnspruch dessen, der unser Heiland ist: »Ich bin der Weg, die Wahrheit und das Leben.«
Der Verlust menschlicher Beziehung, nicht mehr zu bewältigende Belastung und zerstörende Einengung – wie sie gerade bei Menschen, die an langanhaltenden Depressionen leiden, empfunden wird – können ihn zu unüberlegten Handlungen führen. Aber keiner von uns ist »namenlos«. Jeder Mensch ist in des Schöpfers Herz geschrieben.

⌘

Depressive Verstimmungen

Sie treten infolge einschneidender negativer Umstände oder Einflüsse auf. – Mit bestimmten Kräuter-Zubereitungen kann man relativ rasch eine Stimmungs-Aufhellung erreichen. Anhaltende Depressionen gehören aber in ärztliche Betreuung.

Kräutertees, im Heißaufguß zubereitet

Man nimmt 2 TL der jeweiligen Pflanze für $^1/_4$ l kochendes Wasser. 15 Minuten ziehen lassen, abseihen. Täglich 2 Tassen trinken. Die eine in der Früh, die andere am späten Nachmittag. – Alle Tees können mit Honig gesüßt werden.

Mein Kräuter-Vorschlag

Hopfenblüten, Johanniskraut, Passionsblume, Majoran, Eisenkraut, Melisse oder Lindenblüten.

Verwalter der Schöpfung

Verantwortungsloser Umgang mit der Technik bedeutet Gefahr. In doppelter Weise: für das menschliche Leben und als Übertretung des Schöpfungs-Auftrages.
Der Mensch ist Verwalter der Schöpfung. Als solcher muß er sich selbst beständig unter Kontrolle halten. Darf sich nicht gehen lassen. Darf auch nicht alles um sich herum geschehen lassen.

Fische schwimmen mit dem Bauch nach oben

Dort unten im Fluß, seitdem sich die Metallveredelungs-Firma an seinem Ufer angesiedelt hat.
Die Flüssigkeiten der Metallveredelungs-Bäder sind scharf und giftig. – Die zuckenden Würmer an den Haken der Angler wurden dürr und erstarrten im gelbgrünen Flußwasser.
Das Uferwasser wurde braun, auch im Frühling.

Ein kleiner Protestmarsch am Flußufer

Der Anglerverein organisierte ihn. Einige Jugendgruppen schlossen sich an. »Rettet die Fischgewässer«, »Stopp der Flußvergiftung« stand in wackeliger Schönschrift auf Preßspanplatten, die an Latten hochgehalten wurden.

Die schweren Vorhänge wurden zugezogen

In der Chefetage der Metallfirma wird es laut: »Was soll der Protestmarsch vor unserem Haus?«
Der Chef telefoniert mit dem Bürgermeister: »Wir ziehen weg, das müssen wir uns nicht gefallen lassen! Bei der augenblicklichen Wirtschaftslage ist dies ein Skandal! Wir schaffen Arbeitsplätze und werden behandelt wie Kriminelle!«

Der Bürgermeister entschuldigte sich

»Eine unangemeldete Demonstration ... von der Behörde nicht genehmigt ... offenbar ein Versehen ... werde mich um Klarstellung bemühen ... entschuldigen Sie den Vorfall ... und ich hoffe weiter auf gute Zusammenarbeit ... wiederhören!«

»Wilde Demonstration politischer Aufwiegler«

So berichtete die Zeitung im Lokalteil.
»Vorwiegend aus dem hiesigen Jugendzentrum – um ein ortsansässiges Unternehmen in Mißkredit zu bringen. Wir fordern den Anglerverein auf, sich zu entschuldigen.«

Der Fall war somit aus der Welt geschafft

Aber die Fische – soweit es solche überhaupt noch im leblosen Wasser gibt – schwimmen weiterhin mit dem Bauch nach oben. Und das Ufergras ist dürr, das ganze Jahr über.

⌘

Bärentraubenblätter-Tee

Er leistet bei akuten und chronischen Blasenentzündungen gute Dienste. – 2 TL der getrockneten Blätter mit ¼ l kaltem Wasser übergießen. 12 Stunden kalt ausziehen und abseihen. Zimmerwarm täglich 3 Tassen ungesüßt trinken.

Die Zubereitung des Tees

Sie ist nicht gleichgültig, denn beim Erhitzen würde zuviel Gerbstoff herausgelöst werden. – Ferner ist zu beachten: Will man sich die unumstrittene Heilwirkung des Bärentraubenblätter-Tees zunutze machen, darf man keine sauren Speisen und Getränke zu sich nehmen.

Botschaft des Friedens

Der heilige Bonifatius schrieb im Jahre 751 in einem Brief an Papst Zacharias: »Es ist ein Waldgebiet, das in einer Einöde von großer Weltverlassenheit mitten zwischen den Völkern meines Missionsgebietes liegt. Dort habe ich ein Kloster gegründet und Mönche nach der Regel des heiligen Benedikt angesiedelt. Es ist mein Wunsch, hier für einige Zeit oder auch nur für ein paar Tage meinen vom Alter matt gewordenen Leib in der Stille sich erholen und nach meinem Tod ruhen zu lassen.«

Es kommt immer anders, als der Mensch denkt

Auch für Bonifatius, dem Apostel der Deutschen, traf dies zu. – Weithin hallten die Axtschläge, bis der mächtige Baum sich neigte und krachend zu Boden schlug. Gebannt standen die Männer des Chattenstammes, die vergeblich auf den Zornesblitz ihres Gottes Donar gewartet hatten, da.
Die Tat wurde zum Fanal. Der alte Götterglaube ward erschüttert. Viele neigten ihr Haupt zur Taufe.

Frideslar, ein Ort des Friedens

Es war der Wille von Bonifatius, daß im Stammland der Chatten ein Missionszentrum entstehen sollte, um die Botschaft des Friedens in alle deutschen Lande zu bringen.

Das Holz der Eiche

Es diente zum Bau einer ersten Kirche an einem Ort, den Bonifatius Frideslar nannte. Er weihte sie neun Jahre später dem heiligen Petrus. Hier arbeiten nun meine Mitbrüder – die Söhne des heiligen Norbert – an einer Klostergründung.

Das Waldgebiet ist kleiner geworden

Die Weltverlassenheit wich dem modernen Leben. Aber dennoch bieten sich Fritzlar und die nahegelegene Bischofsstadt Fulda – in deren Dom sich das Grab des heiligen Bonifatius befindet – als Ort der Erholung an.
Hier kann der Mensch wieder zu Kräften kommen, um den Alltag zu bewältigen. Vor allem durch innere Besinnung die Last des Alltags vergessen. Sich entspannen und ermutigen.

Zwischen Fulda und Kassel im Hessenlande

Dort fand ich eine Kanzel, die zwar nicht aus dem Eichenholz der Donareiche des Heiligen Bonifaz gezimmert war, die aber trotzdem meine Worte vielen Ohren zutrug, durch das Hessische Fernsehen und den Rundfunk. – Auch meine Vorträge über »Heilkräuter für deine Gesundheit« durfte ich in überfüllten Sälen abhalten und vielen Menschen Rat und Hilfe geben.

⌘

Wesentliches zur Gesundheit beitragen

Steht man in der Mitte des Lebens – ob Mann oder Frau –, ist es ratsam, öfters Kürbiskerne zu kauen. Der Blasenmuskel wird dadurch gefestigt und die Harnentleerung verbessert.

Der Grundsatz heißt, viel trinken

Am besten eignen sich dazu Kräutertees: wie Goldrute, Eisenkraut oder Löwenzahnblätter im Heißaufguß, Hauhechelwurzel über Nacht im Kaltansatz und Zinnkraut 3 Stunden lang kalt angesetzt und dann kurz aufgekocht. – Diese Tees haben sich alle bei Blasenleiden gut bewährt.

Alles Leben ist lebenswert

»Die Welt, so mangelhaft sie auch ist, sie ist dennoch schön und reich. Denn sie besteht ja aus lauter Gelegenheiten zur Liebe.« So schreibt treffend Sören Kierkegaard.

Was häßlich aussieht

Kann Schönes enthalten: Über die Wiese kriecht schwerfällig eine Raupe, über und über mit Haaren bedeckt. Auf ihren kurzen Stummelbeinen kommt sie immer nur ein kleines Stückchen weiter.
Wenn sie eine Pflanze entdeckt, lehnt sie sich an den Stengel und frißt und frißt. – Manchmal hält ihre Haut das viele Fressen nicht mehr aus. Dann platzt sie, und eine neue Haut entsteht.

Es ist wie ein Wunder

»Pfui!« sagen die Menschen, »was für ein häßliches Tier!« Sie fassen es nicht an. Manche meinen sogar, man bekomme Warzen davon.
Wenn es kalt wird, findet die Raupe kein Futter mehr. Sie hat jedoch schon ihre Größe erreicht. Sucht sich jetzt einen Platz unter der Erde. Dort verpuppt sie sich und schläft den Winter über.
Aber im nächsten Jahr geschieht das große Wunder. Aus der häßlichen Raupe ist ein leuchtender, zarter Schmetterling geworden. Leicht fliegt er von einer Blüte zur anderen.
Die Menschen schauen ihm nach und rufen: »Seht nur den wunderschönen Schmetterling!«

Alles Kleine wächst heran

Ein Leben lang muß der Mensch wachsen, zunehmen und werden. So wie Gott es geplant hat.

Betrachte doch einen Wurmfarn

Stolz steht er da, im Halbschatten der Bäume. So richtige Wedel sind es, die der Sommerwind zum Schwingen bringt, wenn er durch die Stämme fährt, rücksichtslos und brutal.
Es geht die Mär, daß verwundete Tiere sich hineinlegen in so ein Wurmfarn-Dickicht. Kühlung finden und Erleichterung ihrer Schmerzen und Leiden erwarten. – Es ist mehr als bloß wundersame Kunde, denn der Wurmfarn hat tatsächlich heilende Kraft.
Wandere im Frühjahr, so anfangs Mai, durch den Wald. Du siehst nur unansehnliche, eingeringelte, braunschuppige Triebe. Rasch aber wachsen sie heran zu einer der imposantesten Waldpflanzen.

⌘

Krampfadern und Wurmfarn-Wurzelstöcke

Die Wurzelstöcke stehen unter Naturschutz. Man kann sie aber aus dem eigenen Waldgebiet im zeitigen Frühjahr ausgraben oder aus der Apotheke beschaffen. Man kocht in 3 l Wasser $^1/_2$ kg gesäuberte Wurzeln. Damit bereitet man ein Fußbad, so warm wie möglich, zu. Dieses Badewasser kann man 3 Tage hindurch verwenden, man braucht es nur aufzuwärmen. Nach 3 Tagen Pause ein frisches Fußbad zubereiten und die Prozedur 3 Wochen lang wiederholen. – Ein altes, bewährtes Hausmittel.

Farnkraut, auch heute noch beliebt

Die Volksseele hatte von jeher ein gesundes Gespür gehabt und danach ihr Handeln orientiert. So legt man auch heute noch in Kellerregale Farnkrautwedel. Auf diese Weise hält sich Obst und Gemüse längere Zeit frisch. – Ebenso blieb in Farn eingelegter Topfen oder Käse frisch, verkrustete nicht.

Wer gibt mir die Antwort?

Ein großes »Warum« belastet beständig unser aller Denken. Liegt über dem Leiden der Geängstigten und Gequälten.
Warum werden heute noch und immer wieder Menschen verfolgt und gefoltert?
Warum müssen Unschuldige ihr Leben lassen, bloß weil andere ihr vermeintliches Recht durchsetzen wollen?
Warum müssen Kinder verhungern in der Dritten Welt, wenn die Ewig-Satten anderswo Brot mit Füßen treten?
Warum werden Frauen vergewaltigt und geschwängert tragen sie ihr Leid unter Qual und Angst, wenn andere in Lust empfangen und die Leibesfrucht wegwerfen lassen?

Und Gott sieht zu

»Herr, warum bleibst du so fern, verbirgst dich in Zeiten der Not? In seinem Hochmut quält der Frevler die Armen. Er soll sich fangen in den Ränken, die er selbst ersonnen hat. Denn der Frevler rühmt sich nach Herzenslust, er raubt, er lästert und verachtet den Herrn. Überheblich sagt der Frevler: ›Gott straft nicht. Es gibt keinen Gott.‹ So ist sein ganzes Denken. ... All seine Gegner faucht er an.« (Ps 10, 1–5)

Die Antwort?

Sie wird uns in den Worten des Psalms gegeben und ist eine verheißungsvolle: Wenn man es auch nicht sehen kann, so ist doch Gott der Herr dieser Welt. Und dieser Gott ist ein Helfer der Armen, der Hilflosen und Waisen. Er steht für jene ein, die Freiwild sind für die Gewalttätigen.

Gott stärkt unser Herz

Können wir auf unseren Glauben zählen, der uns sagt, daß Gott die »Seinen« nicht verläßt? – Betrachten wir uns überhaupt als die Seinen? Ihm ganz ausgeliefert, ganz anheimgestellt? In gegenseitiger Liebe verbunden?

Von Konfuzius stammt ein schlichter Spruch

»Es ist besser, das winzigste Lämpchen zu entzünden, als sich über Dunkelheit zu beklagen.«

Der »Weckruf« auf unseren Lippen

Ich, ein armseliger Mensch, schwach und hilfsbedürftig, darf den Herrn aufwecken? – Ja. »Steh auf! Sieh das Elend und den Jammer! Und hilf!« ... Ich sehe um mich.
Hungernde Menschen flehen um Hilfe gegen die Habgierigen. – Die Waisen, weil die Eltern geschieden sind, sehnen sich nach Geborgenheit. – Tiere aller Art verlieren ihren Lebensraum und sind menschlicher Willkür ausgesetzt.

⌘

Blut ist Lebenssaft

Man kann die Blutqualität durch Zufuhr von eisenhaltigen Nahrungsmitteln verbessern. Alles dunkelgrüne Blattgemüse enthält Eisen. Ebenso weisen Nüsse, Rosinen, Bierhefe, Weizenkeime, Petersilie, Brennnesseln, Kohlrabi, Erdbeeren, Mandarinen, Aprikosen und Kürbiskerne Eisen auf, aber auch Leber und Nieren.

Heilwein für die Blutbildung

4 gehäufte EL kleingeschnittene frische Rosmarinzweige in einer Flasche gutem Weißwein ansetzen. Nach 10 Tagen 1 EL Weißdornblüten beifügen und weitere 8 Tage ziehen lassen, dann abseihen. – Davon täglich 1 bis 2 Likörgläschen trinken.

Mut haben zum Widerspruch

Sich von der Furcht vor Menschen befreien. Dem Vorhaben anderer Widerstand leisten. Nicht zum Mittäter wider Willen werden.

Die Angst besiegen. Die eigene Meinung vertreten. Den Gewissensbissen ihre Bedeutung beimessen.

Eine Kindheitserinnerung von Albert Schweitzer beleuchtet die Tatsache, daß man das Gewissen nicht totschweigen kann.

Glaube wird erfahrbar im Umgang mit der Welt. Viele Zeichen gibt es, die zwar natürlich sind, aber dennoch als »Stimme aus dem Himmel« betrachtet werden können.

Nicht nur für Kinder, auch für uns Erwachsene tauchen im Alltag Zeichen auf, die in die Tiefe gehen. Wenn wir nicht schon zu abgestumpft sind.

Die Schleuder mit den Gummischnüren

Einen tiefen Eindruck bei Albert Schweitzer hinterließ ein Erlebnis aus seinem siebenten oder achten Jahre. Er erzählte: »Heinrich Bärtsch und ich hatten uns Schleudern aus Gummischnüren gemacht, mit denen man kleine Steine schleuderte. Es war im Frühjahr, in der Passionszeit. An einem Sonntagmorgen sagte er zu mir: ›Komm, jetzt gehen wir in den Rehberg und schießen Vögel.‹ Dieser Vorschlag war mir schrecklich, aber ich wagte nicht zu widersprechen. Aus Angst, er könnte mich auslachen. So kamen wir in die Nähe eines kahlen Baumes, auf dem die Vögel, ohne sich vor uns zu fürchten, lieblich in den Morgen hinaussangen.

Wie ein jagender Indianer duckte sich mein Kamerad. Er legte einen Kiesel in das Leder seiner Schleuder und spannte dieselbe.

Seinem gebieterischen Blick gehorchend, tat ich unter furchtbaren Gewissensbissen dasselbe, mir fest gelobend, danebenzuschießen.
In demselben Augenblick fingen die Kirchenglocken zu läuten an, in den Sonnenschein und in den Gesang der Vögel hinein ... Für mich war es eine Stimme des Himmels. Ich tat die Schleuder weg, scheuchte die Vögel auf, daß sie wegflogen und vor der Schleuder meines Begleiters sicher waren, und floh nach Hause.«

Die Zeitenhast fordert ihre Opfer

Unsere Seele gleicht einem Akkumulator. Sie speichert Empfindungen. Diese aber müssen fließen, ihren Weg nach außen finden können. Gelingt dies nicht, dann greif zum Spitzwegerich.

⌘

Nervosität und Nervenschwäche

Kommt man leicht aus der Fassung, bricht man beim geringsten Anlaß in Tränen oder Wut aus – kurz gesagt, hat man eine »dünne Haut« –, dann sind die Nerven überanstrengt. Man ist nervös.

Um gelassen zu werden

Dazu kann ich nichts Besseres empfehlen als das Johanniskraut oder die Schafgarbe. Man nimmt von einem der beiden Kräuter 1 vollen EL getrockneten Kleinschnitt, übergießt mit ¼ l kochendem Wasser und läßt 15 Minuten ziehen, seiht dann ab. Abends 1 Stunde vor dem Schlafengehen 1 Tasse langsam und schluckweise trinken.

Borretschblüten aus dem Garten holen

1 Handvoll davon mit ¼ l warmer Milch übergießen, kurz ziehen lassen und dann schluckweise trinken. Die Blüten können mitgenossen werden.

Ein seltsames Paar, Asche und Narr

Manche allegorischen Darstellungen aus der Zeit des Barocks zeigen ein seltsames Paar: Narr und Tod sind einander zugeordnet.

Der Narr mit sich selbst befaßt, ohne den anderen zu erkennen. – Der Tod, sich seiner Macht bewußt, wartet gelassen ab, in der Gewißheit, daß seine Zeit unweigerlich kommt.

Was der Totentanz bildhaft ausdrückt, sprechen die schwermütigen Verse der Dichterin Annette von Droste-Hülshoff (1797–1848), in ihrem Gedicht »Am Aschermittwoch« aus:

»Auf meiner Stirn das Kreuz von Asche grau! O schnöder Lebensreiz, wie bist du schlau, uns zu betrügen! Mit Farben hell und bunt, mit weiß und rot deckst du des Moders Grund: Dann kommt der Tod und straft dich Lügen.«

Predigt-Märlein

Ein alter, zu Bett liegender podagrischer Herr Pfarrer sprach seinen Mesner an, er solle für ihn am Aschermittwoch die Leute einäschern. Er dürfe solches schon tun, weil die Einäscherung kein Sakrament sei. Darum schicke sich auch die Einäscherung für seine Person, weil er ohnedies neben dem Mesneramt die Stelle eines Totengräbers einnehme.

Der einfältige Mesner ließ sich überreden. Er fragte nur nach der Weise und Form der Worte, die er bei der Einäscherung gebrauchen solle. – »Merke es wohl«, sprach der Pfarrer, »wenn du die Asche auf den Kopf streust, so sage diese Worte dabei: ›Gedenk, o Mensch, du seist Staub und wirst zu Staub werden!‹ Sage es nur deutsch. Lateinisch kannst du es doch nicht vorbringen.«

Der Mesner spintisierte die ganze Nacht über diese Worte. Am Aschermittwoch in der Früh lief er abermals zum Pfarrer und fragte ihn über die Form der Worte. Worüber der gute Pfarrer trotz seiner großen Podagraschmerzen lachen mußte. »Geh hin«, sprach er zum Mesner: »Es ist halt wahr, du bist ein Narr und bleibst ein Narr.«
»Wohl, wohl«, antwortete der Mesner. Lief in die Kirche. Nahm Chorrock und Teller mit der geweihten Asche. Streute den knienden Bauern und Bäuerinnen die Asche mit den Worten auf den Kopf: »Du bist ein Narr und bleibst ein Narr. – Du bist eine Närrin und bleibst eine Närrin ...«

⌘

Nervenschmerzen lassen sich vermindern

1 EL voll kleingeschnittener Weidenrinde in $^1/_4$ l kaltem Wasser zustellen. Nach 5 Minuten langem Aufwallen abseihen. 3 Tassen täglich trinken.

Das Erscheinungsbild von Nervenschmerzen

Anfallartig auftretende Schmerzen von unterschiedlicher Heftigkeit, Kribbeln und Taubheitsgefühle sowie Lähmungserscheinungen in bestimmten Bereichen können Anzeichen von Nervenschmerzen und Nervenentzündung sein.

Brennesselspiritus und seine Zubereitung

2 Handvoll frische Brennesseln kleinschneiden, mit $^1/_4$ l gutem Obstbrand oder Ansatzalkohol übergießen. 14 Tage in verschlossenem Glasgefäß in die Sonne stellen, dann abfiltrieren. – Bei einem Schmerzanfall die betroffene Stelle damit einreiben.

Kirchtürme und Betonfäuste

Das Auto rollt auf der asphaltierten Landstraße dahin. Hügelland grüßt aus nicht zu weiter Ferne. Dann tritt es zurück, läßt Feldern, Baumgruppen und Wiesen den Vorrang. Darüber, über all dem sich ablösenden Landschaftsbild, wölbt sich ein Himmel, der selten klar ist. Häufig von dahingetriebenen Federwolken durchzogen, die von der ständigen Präsenz des Windes künden. Er weht herüber aus dem »Böhmischen«. Da das Landschaftsbild eindeutig vom Wald – seien es Feldhölzl oder geschlossene Waldgebiete – geprägt wird, ist die Bezeichnung »Waldviertel« nur recht und billig.

Betonfäuste recken sich gen Himmel

Ob sie »Den da oben« mahnen wollen? Daß Er rechtzeitig Sonnenschein und Regen im richtigen Mischverhältnis schicken möge?

So hat man sie halt errichtet – in einem Anfall von Einfallslosigkeit –, diese Betonfäuste. In der Hoffnung, daß sie sich auftun würden, um den Überschuß der Ernte vorübergehend zu schlucken.

Heute weiß man, daß Lagerhallen bei weitem rentabler sind als Silotürme ... Späte Erkenntnis.

Eines aber ist geblieben: die Verschandelung der Landschaft. Kraß in Niederösterreich und ganz kraß im Waldviertel.

Waldviertel, Natur- und Kulturlandschaft

Als unverbesserlicher Optimist – und das bis sieben Ellen tief unter der Erde – seh' ich nicht nur Betonfäuste sich gen Himmel recken, ich übersehe auch die Kirchtürme nicht. Sie nehmen sich oft daneben wie bittende Kinderhändchen aus.

Eine Verbindung zwischen Himmel und Erde

Aufklärend schreibt DDr. Joachim Angerer, Abt des Stiftes Geras: »Zunächst wurden Kirchtürme als Beobachtungsstationen und als Grenztürme – etwa der Thaya entlang – erbaut und benutzt. Andere wurden als Zufluchtsorte und Wehrtürme befestigt. Und schließlich konnte man an ihren Fassaden in luftiger Höhe die Uhr- und Tageszeit ablesen. Die Stimmen der Glocken hören.«

⌘

Trockenfrüchte und Honig

Trockenfrüchte stehen mehr noch als frisches Obst im Ruf, gesund zu sein.
Wenn man frische Früchte trocknet, verlieren sie nahezu ihren gesamten Wassergehalt, jedoch nur einen geringen Teil ihrer Nährstoffe.
Trockenfrüchte sind daher konzentrierte Nahrungsmittel. Da man sie aber auch in kleineren Mengen als Frischobst verzehrt, ist ihr Nährstoffanteil etwa der gleiche. Honig und Trockenfrüchte bilden eine gute Kombination, daß man rasch zu Kräften kommt, ohne den Magen überfüllen zu müssen.

Ein altbewährtes Kräftigungsmittel

1/8 l Rotwein mit 1 EL Honig verrühren, bis sich der Honig zur Gänze gelöst hat. 1 Eidotter hinzufügen und mit dem Schneebesen zu einer einheitlichen Masse schlagen. Zuletzt den Saft $^1/_2$ Zitrone unterrühren. Täglich schluckweise trinken.

Zur Stärkung von Herz und Kreislauf

Je 1 Handvoll Weißdorn- und Borretschblüten sowie Melissenblätter mit 1 l Weißwein übergießen, 1 Woche lang verschlossen stehen lassen, abseihen. Davon jeden Tag 1 Likörglas trinken.

Verheerende Hexenfurcht

In der Nacht zum 1. Mai, so glaubte man in heidnischer Zeit, versuchten böse Geister der Frühlingsgöttin den Einzug zu versperren. Sie besaßen in dieser »Freinacht« volle Gewalt.

Hexen gab es erst in christlicher Zeit

... als man Zauberei mit Ketzerei gleichsetzte. Und die germanischen Hain-Priesterinnen – die immer noch an ihren alten Feiertagen zusammenkamen und ihre überlieferten Bräuche vollzogen – dämonisiert wurden. Es begann die große Zeit der Hexenverfolgungen, eines der dunkelsten Kapitel in der Geschichte der Kirche, von 1484 bis 1782.

Hexenfurcht und Volksglaube

Man glaubte an die Wunderkraft der »Hexensalbe«, die angeblich aus Fett, Tollkirschen, Alraunwurzeln, Opium und Schierling zusammengesetzt wurde. Und die den Ritt durch die Lüfte auf Ziegenböcken oder Besenstielen ermöglichte.

Die schlimmste von allen Freinächten

Das war die Walpurgisnacht, die Nacht vom 30. April zum 1. Mai. In dieser Nacht wurden Ziegenböcke in andere Ställe gesperrt, um sie vor den Hexen zu verbergen. Besen versteckte man, damit sie nicht zum Luftritt benutzt werden konnten.
In dieser Nacht legten die Mütter die Kinderstrümpfchen kreuzweise über die Betten der Kleinen. Man malte drei Kreuze oder einen Drudenfuß über die Türen. – Als ungeschriebenes Gesetz galt, Kinder und Tiere nie mit dem Besen – einem Hexenwerkzeug – zu schlagen.

Das Drudenkraut, ein Bärlappkranz

Er mußte aus einer einzigen Ranke gewunden sein, um den Stall zu schützen. Auch geweihte Palmzweige im Herdfeuer zu verbrennen, war nützlich. Noch besser jedoch, man streute am Morgen geweihtes Salz vom Ostersonntag-Gottesdienst auf die Türschwelle.

Hexenbannende Kräuter

Mit ihnen wurden in der letzten Aprilnacht Haus und Stall ausgeräuchert. Raute, Johanniskraut und Wacholder – dem die Kraft innewohnte, gute Geister ins Haus zu locken – besaßen den stärksten Zauber. Wer in der Walpurgisnacht eine Alraune – die Wurzel des Nachtschattengewächses Mandragora – bei sich trug, war stich- und feuerfest.

⌘

Nierenbeschwerden machen sich bemerkbar

Die Anzeichen dafür sind ein aufgequollenes Gesicht, Wasser in den Beinen, hoher Blutdruck, Appetitmangel, Abgeschlagenheit und oft rötlich gefärbter Urin. – In solchen Fällen unbedingt den Arzt aufsuchen.
2 TL kleingeschnittene Petersilien- oder Liebstöckelblätter im Heißaufguß zubereiten und einige Zeit täglich 3 Tassen trinken. Nicht süßen.

Richtig würzen

Petersilien- oder Liebstöckelblätter, frisch oder getrocknet, regelmäßig in die Suppe geben. Erst knapp vor dem Servieren, nicht mitkochen!

Goldrutentee, im Heißaufguß

Dieser gilt unter allen anderen Hausmitteln als vorrangig. 3 Wochen lang täglich 3 Tassen trinken.

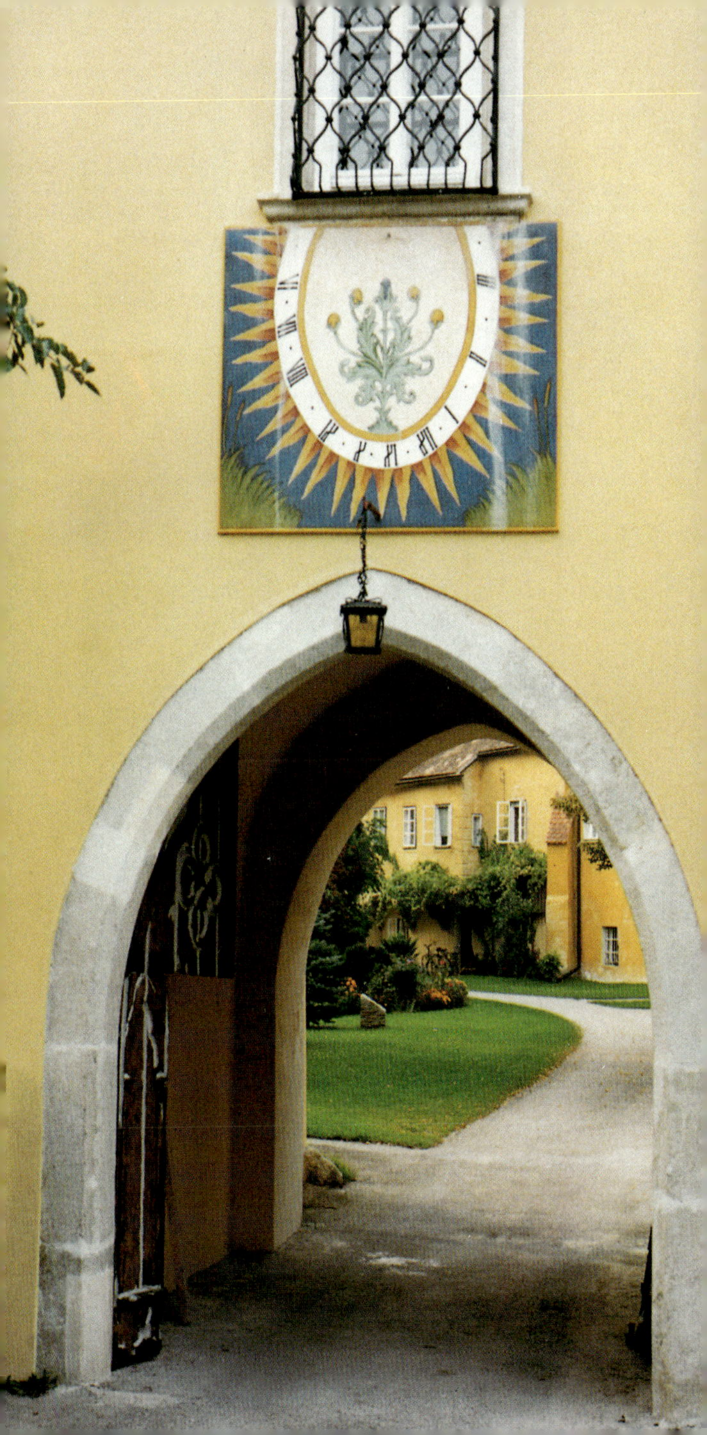

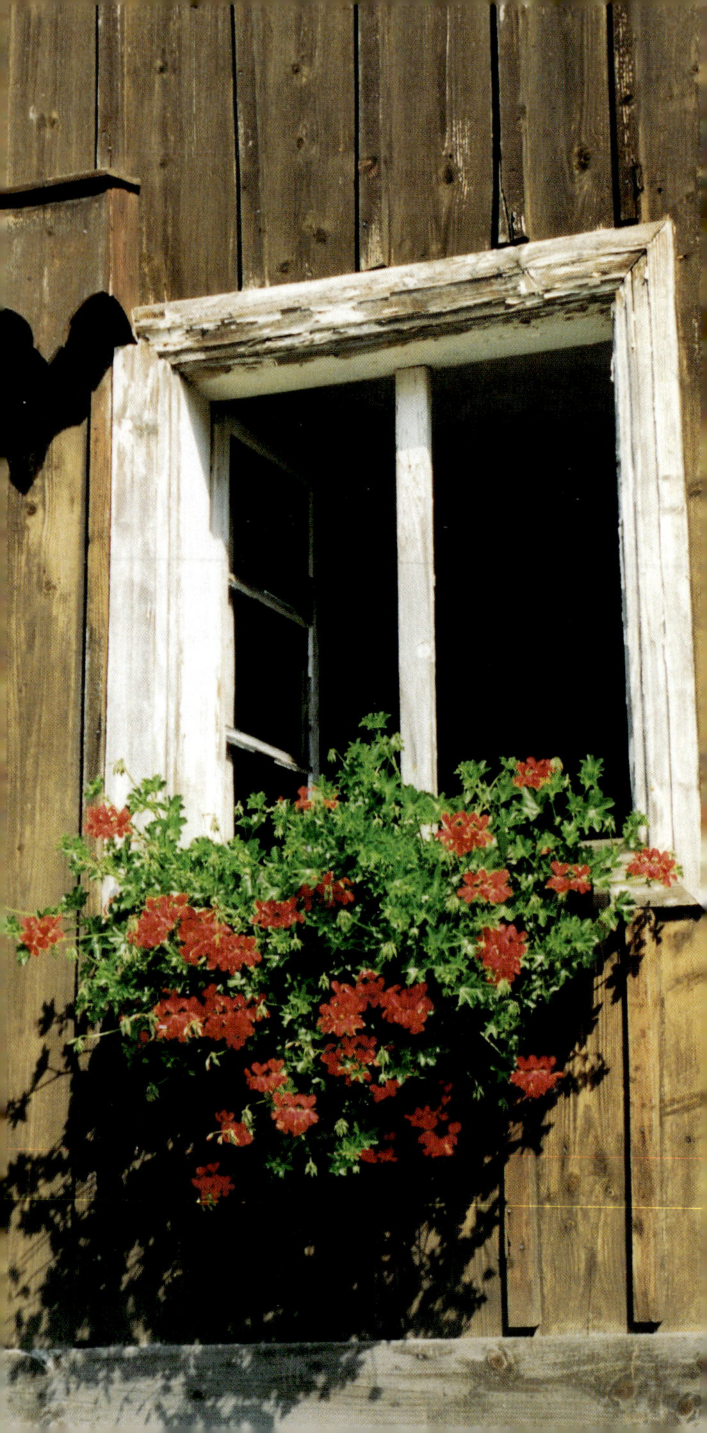

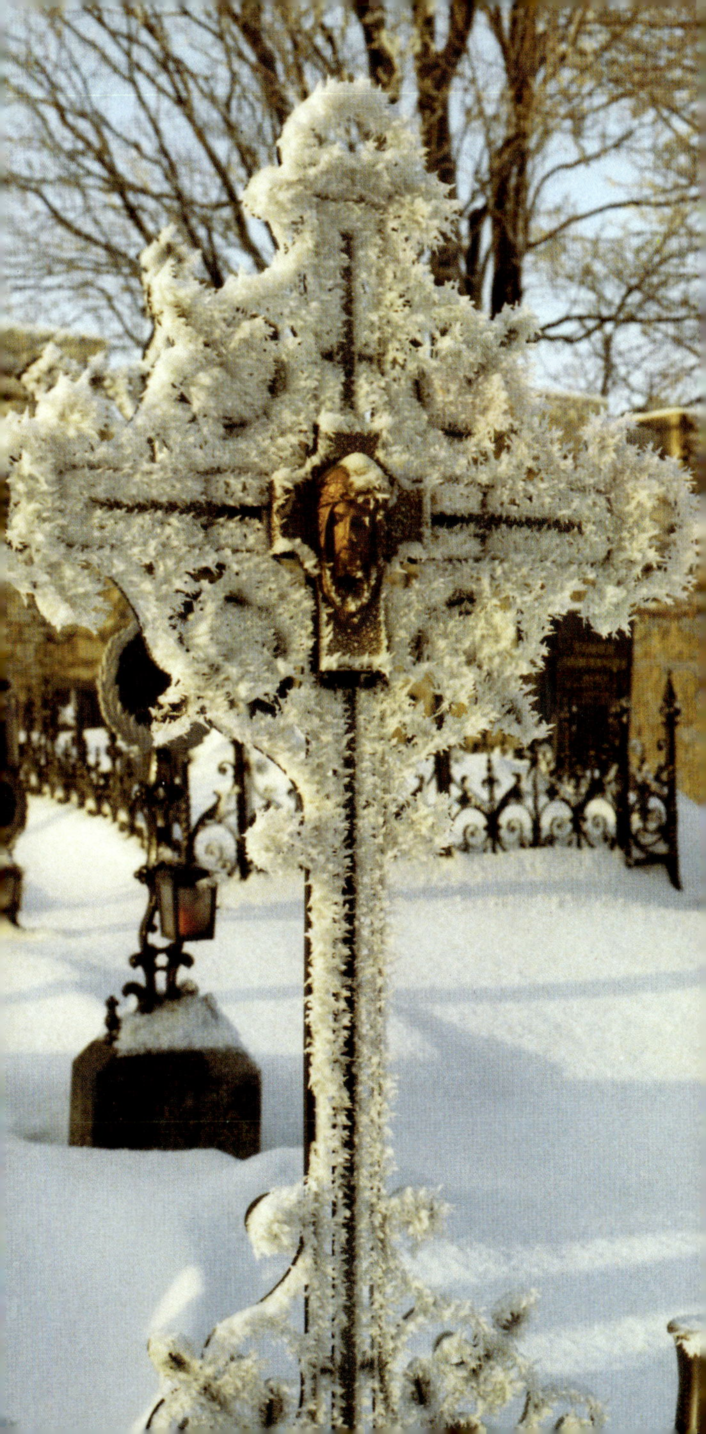

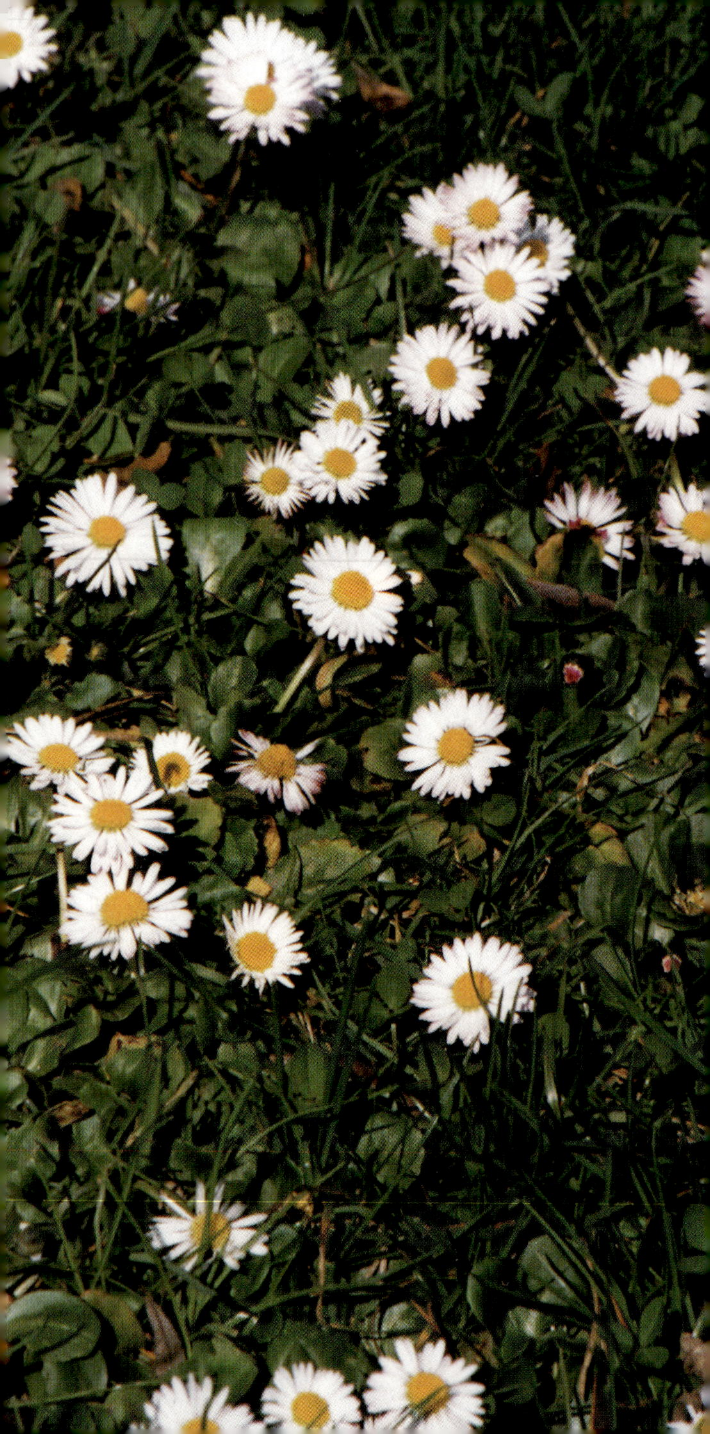

Ein Wagnis eingehen

Ein Spiel, bei dem es um die Erfahrung der Wagnisbereitschaft geht.

Vor einem Tisch wird eine Matte aufgelegt. Ein Teilnehmer stellt sich auf den Tisch. Mit dem Gesicht zur Wand. Von den Teilnehmern abgewendet.

Drei kräftige Paare reihen sich nacheinander auf und umfassen fest die Hände des Partners. So daß eine Art Sprungtuch entsteht.

Der auf dem Tisch Stehende weiß, daß ihn die »Sprungtuch-Leute« auffangen werden. Der »Fallende« soll sich ganz steif halten und sich rückwärts in die verknoteten Hände seiner Freunde vertrauensvoll fallen lassen.

Bevor der nächste Teilnehmer drankommt, soll kurz das Empfinden vor und während des Falls zum Ausdruck gebracht werden.

Eines Nachts bricht in einem Haus ein Brand aus

Während die Flammen hochschießen, stürzen Eltern und Kinder aus dem Haus. Entsetzt sehen sie dem Schauspiel zu.

Plötzlich bemerken sie, daß der Jüngste fehlt, ein fünfjähriger Bub. Im Augenblick der Flucht hat er sich vor Rauch und Flammen gefürchtet und ist in den oberen Stock geklettert.

Man steht da und schaut einander an. Ratlos ... Keine Möglichkeit, sich in etwas hineinzuwagen, das immer mehr zu einem Glutofen wird.

Da öffnet sich oben ein Fenster. Das Kind ruft um Hilfe. Sein Vater sieht es und schreit ihm zu: »Spring!« – Das Kind sieht nur Rauch und Flammen. Es hört aber die Stimme des Vaters und antwortet: »Vater, ich sehe dich nicht!«

Der Vater ruft ihm zu: »Aber ich sehe Dich, und das genügt, spring nur ruhig!«
Das Kind springt und findet sich heil und gesund in den Armen seines Vaters, der es aufgefangen hat.

Ich kann Gott nicht sehen

Schon oft habe ich nachgedacht, wo Du bist, wenn meine Augen vernebelt sind. – Ich versuche es zu glauben, daß Du mich auffängst und hältst, wenn andere mir nicht mehr helfen können, helfen wollen. – Ich weiß, ich muß springen. Muß mich auf Dich einlassen. Sonst komme ich aus meiner alltäglichen Nebelbrühe nicht heraus. Ich sehne mich manchmal danach, daß mich jemand trägt, festhält und mir tiefe Geborgenheit schenkt.

⌘

In der Naturkost liegt die Gesundheit

Joghurt aus Magermilch, auch Buttermilch und Magerkäse, enthalten Eiweiß, Vitamine des B-Komplexes, Kalium und Kalzium, aber nur wenig Fett.

Frischer Traubensaft wird zu wenig geschätzt

Wir erkennen die gebotenen Gelegenheiten nicht und nützen sie deshalb kaum aus. Zu diesen einmaligen Gelegenheiten zählt auch die Zeit der Traubenernte. Die Weintrauben werden zerquetscht und der frische Saft abgepreßt. Dieser Traubensaft ist einer der köstlichsten und gleichzeitig gesündesten Säfte, die uns Mutter Natur beschert. Vorausgesetzt, daß er aus biologischem Weinbau stammt.

Naturbelassener Traubensaft

Dieser löst eine Blutreinigung und Auffrischung aller Körpersäfte aus. Ist basen- und mineralstoffreich und zugleich der vitaminreichste Fruchtsaft.

Peking will vergessen haben

Ich selbst erlebte die ganze Tragik: Der Kommunismus eroberte 1949 den Riesenraum China. In einem verbissenen Kampf, in dem der Zweck der Machtergreifung jedes Mittel heiligte. Blühende Missionsstationen wurden im Handumdrehen geschlossen. In China zählte man damals 4,5 Millionen Christen.

Ich sah die Flut der Glaubensboten

Sie wurden bei Nacht und Nebel rücksichtslos aus China vertrieben. Alle Einrichtungen der christlichen Mission hob man auf. 50 Millionen Menschen wurden durch das kommunistische Regime in China hingemetzelt. Unter den Liquidierten waren viele Christen.
... und heute will man es vergessen haben.

Am Nordrand der Großen Ebene

Dort liegt Peking, die Hauptstadt des »Reiches der Mitte«, mit ihren 8 Millionen Einwohnern. Den Kern bildet die »Verbotene Stadt« mit dem Kaiserpalast, jetzt ein Museum.

Auf dem »Platz des himmlischen Friedens« floß vor wenigen Jahren Blut in Strömen. Weil Studenten einen friedlichen Aufmarsch organisiert und mehr Demokratie verlangt hatten. – Augenzeugen berichteten darüber.

Bloß verschiedener Meinung

Bei einer Chinareise, bei der auch mir bekannte Österreicher teilnahmen, leugnete ein junger Student als Reiseleiter diese Tatsache: »Alles Erfindung der Staatsfeinde.« – Die Zwischenfälle wären nur »Beilegung von Meinungsverschiedenheiten« gewesen, und nichts weiter.

Der Sieger über den Tod

Es gibt einen gegeißelten, getöteten, gekreuzigten Menschen, der vom Tod auferstand. Der auch in Liebe in dir weiterlebt.

⌘

Leistungsschwäche gilt als Signal

Mögliche organische Ursachen müssen durch den Arzt geklärt werden. – Um den Organismus wieder in Schwung zu bringen, können geeignete Mittel angewandt werden.

Wein als Arznei

Hippokrates hat seinen Patienten geraten: »Trinke Wein, und du wirst gesund sein!«
In der Tat gilt der Wein – mäßig und regelmäßig getrunken – als Arznei. Er spielt in der Volksmedizin als Hausmittel eine große Rolle.

Der Ruf des Gelben Enzians

Er hat als Anregungsmittel für die Verdauung und Stärkungsmittel für den Magen die Zeiten überdauert. Die heutigen wissenschaftlichen Untersuchungen konnten seine Wirksamkeit nur noch bekräftigen. – $^1/_2$ TL zerkleinerter Wurzel läßt man in $^1/_4$ l kochendheißem Wasser 3 Stunden ziehen, seiht dann ab. Man trinke davon schluckweise 1 Stunde vor den Mahlzeiten.

Den Knoblauch nicht verachten

Kleine Mengen Knoblauch sollen regelmäßig eingenommen werden. Man fühlt sich dadurch frischer und gesünder. Abgeschlagenheit und Leistungsminderung können in Kürze behoben werden. Täglich 2 frische Knoblauchzehen zerdrücken, zu Topfenstreichkäse mischen oder aufs Butterbrot geben.

Überlegungen anstellen

Was würde ich tun, wenn ich nur noch einen Tag zu leben hätte? – Eine Umfrage ergab, daß besonders nichtreligiöse Jugendliche in Panik geraten und den letzten Tag mit Schreien, Alkohol, Drogen oder mit Sex verbringen würden.
Nur jeder fünfte Jugendliche würde sich mit Gott und den Menschen aussöhnen.

Stehen wichtige Entscheidungen bevor

Dann sollte man sich wenigstens eine Minute von der Umgebung zurückziehen und sich bewußt machen, was man eigentlich will.

Amos und das Reisfeld

Amos verbrennt, so wie viele seiner chinesischen Landsleute, den getrockneten Büffeldung. Kommt ein Fremder vorbei und sagt: »Bring die Kuhfladen lieber auf das Feld, dann wirst du besseren Reis ernten.« Amos lacht ungläubig und macht so weiter, wie es seine Ahnen immer schon getan haben. Sein Nachbar der Europäer aber läßt nicht locker. Er erbittet sich die Erlaubnis, ein kleines Stück seines Reisfeldes zu düngen und fügt hinzu: »Du wirst staunen ...« Die anderen Dorfbewohner standen ringsum und verfolgten aufmerksam das Gespräch.
»Also gut.« Amos gab verdrossen sein Einverständnis: »Wir werden ja sehen.«
Der weiße Ausländer brachte eine Fuhre Dung herbei. Er verteilte ihn in besonderer Weise über das Feld. Dann wurde der Reis gesteckt.
Und als die Halme wuchsen, geschah es: Wo der Dünger hingekommen war, wurde der Reis höher. Bald vermochten diejenigen, die lesen konnten,

mit Schmunzeln das in Riesenbuchstaben gewachsene Wort »Amos« zu erkennen. Aus der ganzen Gegend strömten die Reisbauern herbei, um Amos' Feld zu sehen. Amos aber beschloß, den Kuhdünger nicht mehr zu trocknen, sondern von jetzt ab immer aufs Feld zu bringen. Und andere taten es auch.

⌘

Der Salbei, ein Stärker der Nerven

Er führt heraus aus dem Trüben, Unklaren, wo das Wahre in der Verschwommenheit bleibt. Vollbringt so eine Aufhellung, schenkt Klarheit.

Die Volksmedizin liebt den Salbei

Er gilt von alters her als sehr geschätzte Heilpflanze. Salbeitee heilt Entzündungen in Mund und Rachen durch Spülungen. – Der Tee getrunken, hilft bei Nachtschweiß, beseitigt Verdauungsstörungen, dient zur Kräftigung der Nerven und zur Erleichterung der Geburtsvorgänge. Wird häufig auch zur Verminderung der Milchsekretion benutzt. – Äußerlich angewendet, beschleunigt er die Wundheilung. – Getrocknete und zerrebelte Salbeiblätter können zum Zähneputzen herangezogen werden.

Weinabsud von starker Kraft

Salbeiwein macht auch das dickste Blut sauber und flüssig. – 1 EL voll getrockneter und zerkleinerter Salbeiblätter wird in ¼ l Weißwein aufgekocht. 1 Stunde ziehen lassen, abseihen. Schluckweise vor der Hauptmahlzeit trinken.

Salbeiblätter, in Rotwein gekocht

Damit warme Auflagen bereitet, beschleunigt die Heilung von Geschwüren und eiternden Wunden.

Verlorenes wiederfinden

Der 13. Juni war von jeher dem heiligen Antonius von Padua geweiht. Wer etwas verloren hat, bittet den heiligen Antonius, daß er es ihm wiederfinden lasse. Er verspricht ihm dabei, dem ersten Armen, den er trifft, ein Almosen zu geben. – Nach einem alten Volksbrauch.

»Heiliger Antonius, du bist ein braver Mann. Ich hab etwas verloren, hilf du mir wieder dran.«

Der kostbare Ring

Eine Legende erzählt, wie Antonius zum Helfer derer wurde, die suchen. Ein kostbarer Ring war ins Meer gefallen. Sein Wert war unermeßlich. Sosehr man auch suchte, der Ring wurde nicht mehr gefunden. Da eilten die Leute zu Antonius.

Antonius versprach zu helfen. Er ging aber nicht an den Strand des Meeres, um mit den anderen zu suchen. Vielmehr zog er sich zurück und betete. Da wurde ein Fisch herangeschwemmt, und in seinem Bauch lag unversehrt der kostbare Ring.

Antonius und der Esel

Im Gegensatz zu Antonius dem Einsiedler, der gelegentlich mit einem Schwein abgebildet wird, hat Antonius von Padua einen Esel als Begleiter.

Das kam so: Als der Heilige in Italien predigte, schadeten der Kirche verschiedene Ketzer. Namentlich diejenigen, welche die Gegenwart Jesu Christi im Altarssakrament leugneten.

Ein Lästerer dieses Geheimnisses, Bonovil, ward von Antonius des Irrtums überführt. Er erklärte, er werde erst dann glauben, wenn sein Maultier vor der Hostie niederfalle und ihr Ehrfurcht erzeige.

Antonius nahm diesen Vorschlag an. Bonovil gab seinem Tier nichts zu fressen und warf ihm dann, als Antonius, von einer gewaltigen Menschenmenge umgeben, mit dem hochheiligsten Sakrament erschien, das wohlschmeckendste Futter vor. In der listigen Absicht, das hungrige Tier werde sich nun um das Futter und nicht um Antonius und die heilige Hostie kümmern.
Aber das Gegenteil geschah. Das Tier berührte das Futter nicht, sondern beugte die vorderen Füße und neigte den Kopf zur Erde vor der heiligen Hostie, als wolle es seinen Schöpfer anbeten.
Bonovil bekehrte sich auf der Stelle, voll Beschämung, daß sein Maultier vernünftiger war als er.

⌘

Aromatherapie und Allergien

Entspannung und Loslassen gehören zum Wesen der Aromatherapie und machen sie deshalb zu einer besonders angenehmen Anwendung. Sie wirkt sich nicht nur auf den Leib, sondern besonders auf den Geist und die Seele aus.
Bei jeder »altmodisch« mit Topf und Handtuch durchgeführten Inhalation wird gleichzeitig die Gesichtshaut gepflegt. Nase, Augen, Ohren und Rachen nicht vernachlässigt.
Empfehlenswerte ätherische Öle – 8 bis 10 Tropfen davon – dem heißen Wasser beigießen und mit einem Löffel einrühren.
Abwechselnd könnte man hiezu verwenden: Eukalyptusöl, Wacholderöl oder Latschenkiefernöl.
Man bleibt zirka 8 bis 10 Minuten unter dem Tuch. Dann das Gesicht gut abtrocknen und mit Arnikatinktur nachreiben.

Die Heilung der Kranken

Gleichnisse und Worte Jesu dienen nicht – wie häufig angenommen – dem Erweis Seiner Göttlichkeit. Vielmehr um zu verkünden, daß Christus unser »Heiland« sein will. Daß Er auch heute genauso von Krankheiten zu heilen vermag.
Daher ist es wichtig, uns in unseren Krankheiten wiederzufinden.

Unser Seelenzustand kränkelt

Nicht selten sind wir wie gelähmt, blockiert. Wir können nicht von uns heraus. – Wir sind blind. Haben blinde Flecken. Wollen nicht sehen, was in uns ist. – Wir sind taub! Wir halten uns die Ohren zu. – Wir sind stumm, verstummt. – Wir kommen uns aussätzig vor. Können uns nicht ausstehen. Fühlen uns ausgesetzt, ausgeschlossen, abgelehnt.

Oftmalige Situationen

Mitten drinnen stehen wir. Werden hin- und hergezerrt von den verschiedenen Wünschen und Bedürfnissen. – Besessen sind wir von fixen Ideen, die sich immer wieder in uns breitmachen. Obwohl wir sie mit dem Verstand ablehnen.

Das Bündel loser Gefühle

Eine Frau kommt zu Jesus mit ihrem Leiden. Auch wir finden uns wieder in dieser Frau mit dem gekrümmten Rücken.
Vielen machen heute Rückenschmerzen zu schaffen. Oft sind diese Schmerzen Ausdruck von nicht zugelassenen Gefühlen. Manche tragen auf ihrem Buckel einen ganzen Rucksack voll eingeschnürter Gefühle, voll ungeweinter Tränen mit sich.

Die Heilungs-Geschichten in der Bibel

Sie beschreiben uns den Zustand, der unter der Oberfläche schauderhaft verborgen liegt. Wollen uns ermutigen, uns einladen, mit Vertrauen Christus entgegenzutreten. Ihn um die Heilung unserer Wunden zu bitten.

⌘

Ein eiserner Besen für den Darm

Eines der ältesten Hausmittel, die wir kennen, ist das Rizinusöl. Durch Anwärmen verliert es den brecherregenden Geschmack. Gilt als gutes Abführmittel bei akuter und chronischer Verstopfung. – Die Dosis für Erwachsene beträgt 1 bis 2 EL pro Tag. Mehr als 2 EL sollen nicht genommen werden. Die Wirkung tritt nach 1 bis 1 $^1/_2$ Stunden ein.

Rizinusöl gegen Warzen und Leberflecken

Wer seine Warzen regelmäßig mehrmals täglich mit jeweils einigen Tropfen Rizinusöl einreibt, hat Aussicht, daß sie kleiner werden und schließlich vollständig und für immer verschwinden. – Auch bei Leberflecken und Muttermalen konnten Erfolge erzielt werden.

Hautprobleme belasten

Entzündungen der Haut heilen sehr schnell. Vor allem dann, wenn sie durch Schwitzen oder Scheuern entstanden sind. – Die kranken Stellen werden sparsam mit Rizinusöl eingerieben.

Nach langen Märschen

... aber auch durch langes Stehen oder das Tragen neuer Schuhe können die Fußsohlen sehr schmerzen. – Nicht verzagen! Mit Rizinusöl behandeln.

In guten Händen

Reutte, das Zentrum am Rande des Außerfern. Im weiten, dunkelgrünen Talbecken am Lech gelegen. Urwüchsige Landschaft und schöne alte Häuser mit Freskomalereien erfreuen Herz und Gemüt.

Über den Marktplatz von Reutte geht eine junge Frau. Trägt in den Armen ein liebes kleines Kind.

Eine ältere Dame kommt ihr entgegen. Sie grüßen sich freundlich, dürften einander gut kennen. Die Dame übernimmt das Kindlein. In guten Händen geborgen, trägt sie es weg und verschwindet mit ihm hinter einem Haustor.

Die jüngere Frau geht beschwingt über den Platz und weiter, scheinbar ihrer Arbeit nach.

Auch andere Menschen sahen diese Szene. Mich hat es zum Nachdenken angeregt.

Ein grober Vergleich

Wenn das Wasser oder der Kristall wüßten, daß sie die Fähigkeit haben, vom Licht durchdrungen zu werden, so wären sie wohl darüber glücklich.

Dieser grobe Vergleich kann eine schwache Vorstellung davon geben, wie weit und glücklich die menschliche Seele wird, wenn sie sich vom Gestrahl des ewigen, glühenden Lichtfeuerherdes durchdrungen und erfüllt sieht und fühlt.

Kindlichkeit als Tugend

Die Liebe hat ihre Ausstrahlung. Sie zeigt sich in einem unerschütterlichen Vertrauen, in selbstverständlicher Natürlichkeit und Bescheidenheit. Sie geht in sprühender Freude mit dem Geliebten um.

⌘

Gasansammlung im Magen-Darm-Kanal

Es erzeugt das Gefühl der Völle oder des Druckes, manchmal verbunden mit schmerzhaften Darmkrämpfen. Sie können bei vermehrtem Auftreten Kopfschmerzen und schließlich Arterienverkalkungs-Prozesse auslösen. – Zellulosehaltige Nahrungsmittel, die die Gärung anregen, begünstigen die Entstehung von Blähungen. Zu diesen Nahrungsmitteln zählen Zwiebel, Kohl, Rettich, Gurkensalat und Hülsenfrüchte.
Sauermilch- und Joghurtgenuß hingegen führt zu einer Änderung der Darmflora und verhindert die Ausbreitung der Fäulniserreger.
Besonders oft kommt Blähsucht zusammen mit Verstopfung vor.

Zwischen Felsspalten und Steingeröll

Bei einer Bäuerinnen-Tagung in Vils, Bezirk Reutte, fragte mich eine Frau, ob ich das »Krispele Kräuterl« kenne, das um den Großen Liebfrauentag herum so wunderschön blaßlila oben in den Bergen blüht.
Es ist der Dost oder Wilde Majoran, ein beliebtes Würzkraut, auch Oregano genannt. Leistet große Hilfe bei Blähungen im Magen-Darm-Bereich. Man trinkt $^1/_2$ Stunde vor jeder Mahlzeit 1 Tasse des Tees.
2 TL getrockneten und zerkleinerten Krautes mit $^1/_4$ l kochendem Wasser übergießen. 15 Minuten ziehen lassen.

Inhalieren mit Dosttee

Das schafft Abhilfe bei Stirnhöhlenentzündung wegen der zusammenziehenden und keimtötenden Eigenschaften des Tees.

Sich tragen lassen

»Gegen den Strom schwimmen.« Und »nicht mit den Wölfen heulen«. Selbständig sein. Seine Ideale hochhalten und der herrschenden öffentlichen Meinung auch gelegentlich die Stirne bieten. – Eine Aufforderung, die mit Recht danach trachtet, die eigene Persönlichkeit zu schützen, um nicht Opfer des Trends zu werden.

Zielstrebigkeit nach dem heilbringenden Dasein

Wir alle sind stetig auf der Suche nach dem »eigentlichen Leben«. Worin das besteht, wird verschiedenartig ausgedrückt und auch verschieden gelebt. – Da der Mensch als soziales Wesen in diese Welt gesetzt wurde, strebt er auch bewußt danach, menschliche Beziehungen anzuknüpfen. Und wie wichtig die ersten Beziehungen für ein Kind und für einen Jugendlichen sind, hat uns die Psychologie längst deutlich gemacht.

Die Technik erfaßt immer mehr den Menschen. Gleichzeitig nimmt unsere Kommunikations-Armut zu. Die Medizin muß bekennen, wie wichtig die der menschlichen Natur innewohnende »Zielstrebigkeit nach dem heilbringenden Leben« wäre.

Menschliche Beziehungen

Sie bedeuten mehr, als gute Kollegen am Arbeitsplatz und Partner im Fußballspiel zu haben.

Mein Dasein will ich für einige Augenblicke verschenken. Einen Menschen mit hineinnehmen in die »Normalität der guten Beziehungen«. Ihm meine Zuwendung zuteil werden lassen. – Dies kann auch in verschiedenen Gesellschaftsspielen so richtig zum Ausdruck kommen.

Ein Spiel, das Geborgenheit schenkt

Mindestens fünf Teilnehmer sind erforderlich. Eine Person legt sich mit dem Rücken auf den Boden und hält sich ganz steif. Je zwei Teilnehmer knien einander gegenüber in Brusthöhe des Liegenden und zwei in Oberschenkelhöhe der liegenden Person. – Die »Träger« heben ihr Objekt hoch, indem sie sich jeweils mit dem gegenüberknienden Träger die Hände unter der steif liegenden Person reichen und so den Liegenden hochheben. In dieser Wiegestellung tragen sie ihn und schaukeln ihn dabei leicht. – Sie geben anderen damit das Gefühl von Geborgenheit.

⌘

Die Ringelblume, ein Volksliebling

Die ganze Blüte öffnet sich mit der Sonne und schließt sich mit der Abendtau-Feuchtigkeit wieder. Bleibt sie am Morgen geschlossen, so deutet das auf kommenden Regen hin. Daher wird sie auch »Wetterblume« genannt.
Magenentzündungen und Magengeschwüre: Man heilt sie mit Ringelblumentee aus. Von 3 TL frischen oder getrockneten Blütenblättern und einem $^3/_4$ l Wasser einen Heißaufguß zubereiten. In einer Thermoskanne warm halten und tagsüber schluckweise einnehmen.
Frische Blütenblätter in die Gemüsesuppe geben: Das verbessert die Farbe und wirkt sich auch vorbeugend auf die Gesundheit aus.
Heilwirkender Blütenaufguß: 1 EL frischer oder getrockneter Blütenblätter mit $^1/_4$ l kochendem Wasser übergießen, 15 Minuten ziehen lassen, abseihen. 3mal täglich getrunken, wirkt der Tee wurmtreibend, leber- und nervenstärkend.

Blumen blühen zu ihrer Zeit

Blumen sind Kinder des Lichts, die ihren Kelch der Sonne öffnen. Sie sind Boten der Hoffnung und begleiten uns im Drehen des Jahresrades.
Blumen sind der Hochzeitsschmuck der Natur. Die sich im Laufe der Jahreszeiten immer wieder uns Menschen zuwendet. Uns miteinbezieht. Nicht stehen lassen will.
Blumen sind die Erwartung der kommenden Frucht. Ein verbliebenes Stück des verlorenen Paradieses.

Nach geometrischen Maßen

Jede der Blumen, von der kleinsten bis zur größten – obwohl so vielfältig in ihren Formen –, ist nicht irgendein Gebilde, sondern nach geometrischen Maßen »angefertigt«. Nichts Starres, nichts Steifes ist an ihnen zu finden. Grazie und Lieblichkeit, Duft und Farbenpracht widerstrahlen in endloser Mannigfaltigkeit. Von der stolzen Duftrose bis hin zum samtigweichen Moospolster im Waldboden, in dem soviel Geheimnisvolles lebt und webt.

Jede Blume gleicht einem Spiegelbild

Gewiß hat Gott mit jeder Pflanze eine Absicht verwirklicht. In jeder Blume liegt ein Sinnbild Seiner Geheimnisse verborgen. Deswegen können Blumen erfreuen und erheben. Uns Begleiter durchs Leben sein. An das Schöne und Edle verweisen, das in Gott allein seinen Höhepunkt erreicht.

Die Schneerose blüht im tiefen Winter

Die Schwarze Nieswurz wird auch Christrose oder Schneerose genannt. Die Blätter sind ledrig und gestielt. Die Blüten groß und weiß, leicht rötlich angehaucht. Die Wurzel ist giftig, wird aber in der Homöopathie als »Helleborus« vom Arzt verordnet. Als Hilfe gegen Hirnhautentzündung, bei Typhus, Psychosen, bei Harn- und Blutvergiftung und bei Unvermögen zum Urinieren.

Das Märzveigerl ist des Lenzens Freud'

Es verströmt einen feinen Wohlgeruch. Veilchenblüten-Tee, im Heißaufguß zubereitet, gilt als vorzügliches Hustenmittel. Er hilft auch bei Kopfschmerzen, Herzklopfen und Schlaflosigkeit.

Das Johanniskraut signalisiert die Sonnenwende

Der durch Zerreiben aus den Blüten ausfließende blutrote Saft gab seit alters Anlaß für mythische Sagen. – Die Blüten selbst haben einen schwach balsamischen Duft, der Geschmack ist harzigbitter, etwas zusammenziehend.

Die Herbstzeitlose wiegt sich im Nebelwind

Die langgestielte Blüte bildet aus der Röhre sechs lilafarbene Blumenzipfel. – Schön ist die Blüte, giftig die ganze Pflanze.

Schmuck in Gotteshäusern

Dazu haben bereits die Kirchenväter in ihren Predigten die Gläubigen ermuntert. Blumen sind seit jeher eine stille Huldigung an den Herrn.

⌘

Johanniskrautöl sollte bereitstehen

Die Heilkraft hält bis zu 2 Jahre an. Das Öl muß aber dunkel aufbewahrt werden. 10 bis 15 Tropfen auf ½ TL Honig eingenommen, hilft bei Leibschmerzen, Koliken, Darmentzündung, Bettnässen der Kinder oder Erwachsenen, bei Lungenverschleimung und rauher Stimme.

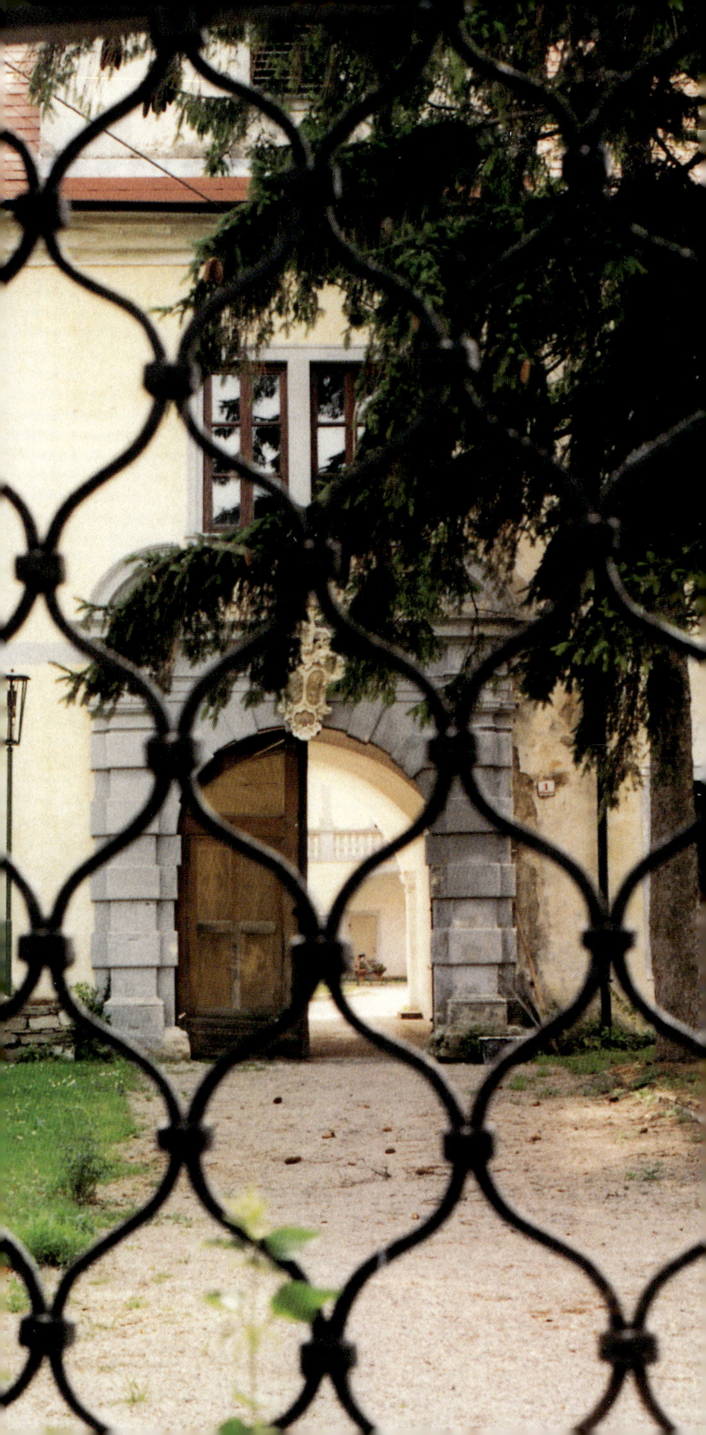

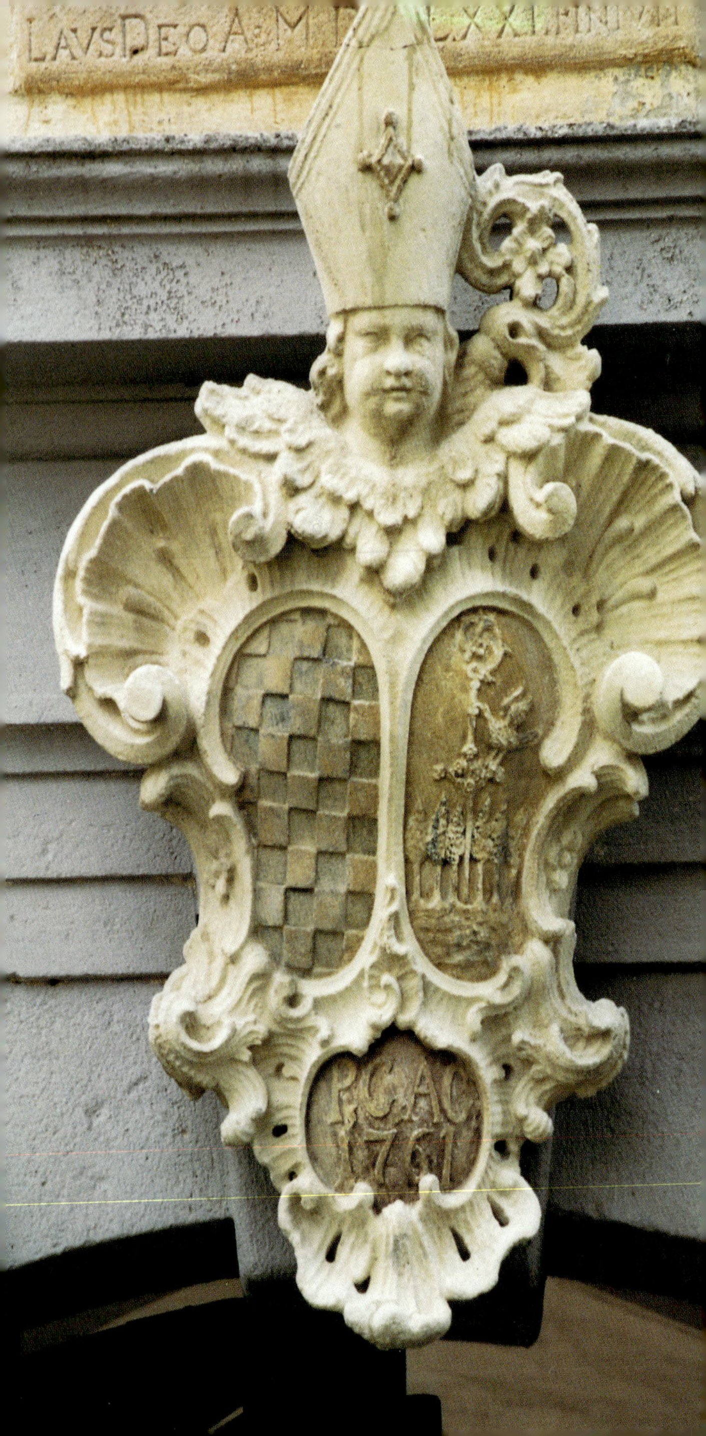
P.G.A.C.
1761

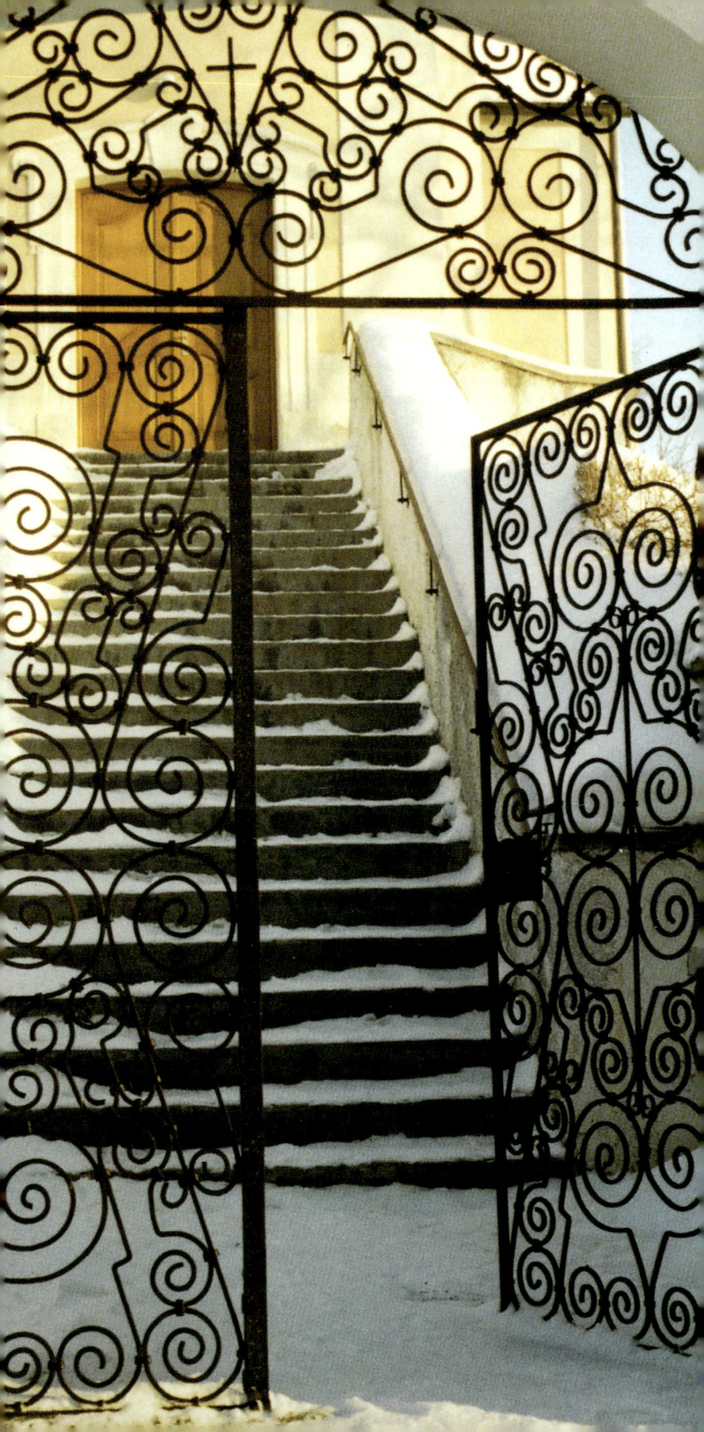

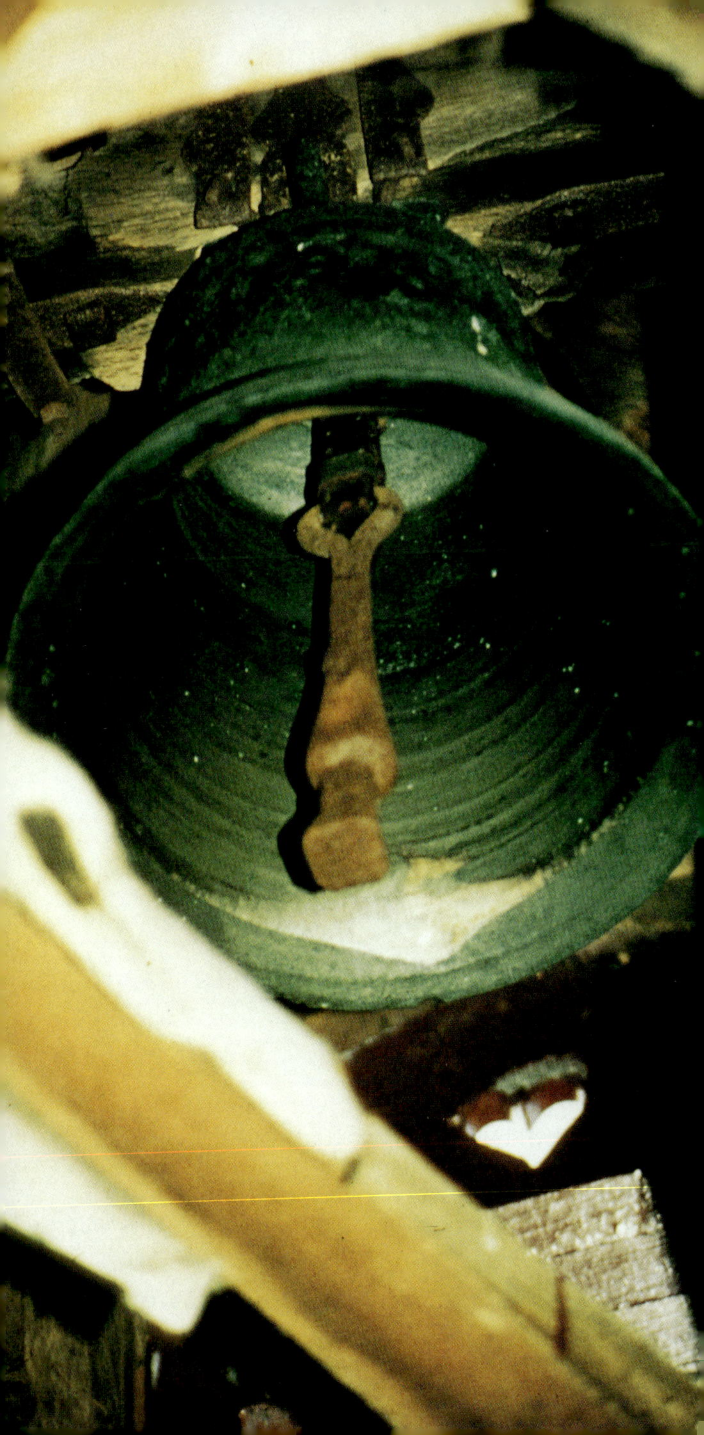

Die Sprechende, Summende

In den Erzeugnissen der Bienen hat Gott dem Menschen kostbare Geschenke gegeben, nämlich Wachs und Honig.

Der Honig diente den Urvölkern anstatt Rohr- und Rübenzucker, den man erst mit der fortschreitenden Kultur zu gewinnen verstand.

Die primitiven Urvölker entnahmen ihren Bedarf den Waben der wilden Bienen, die sich in Felsspalten oder hohlen Bäumen einbauen. Dabei entging ihnen nicht das wundersame Treiben des Bienenvölkleins: Um eine Königin als die alleinige Erzeugerin jungen Nachwuchses geschart, führt es eine so geregelte Lebensweise, daß es zum Symbol eines mustergültigen Staatswesens wurde.

Die Biene hat Ähnlichkeit mit uns

... und zwar mit dem Gerechten und Guten. – So empfanden es schon die Menschen vor Jahrhunderten. Man pries die Reinlichkeit, daß sie tote Tiere und allen Unrat aus dem Stock hinausschaffen. – Sah sie als Vorbild von Gemeinsamkeit des Besitzes, der Keuschheit, des Fleißes und der Kunstfertigkeit an. – Wurden zum Sinnbild der Unschuld und galten geradezu als etwas Heiliges.

In der Bibel würdig erwähnt

Der bei den Juden sehr beliebte Name »Deborah« heißt »Biene« und bedeutet die »Sprechende, Summende«. Das zeigt von der Wertschätzung, der sich das Immenvölklein erfreute. Ebenso die Stelle im Buch Jesus Sirach 11, 3: »Die Biene ist unansehnlich unter den geflügelten Tieren, aber sie bringt die süßeste Frucht hervor.«

Vorbild der Behutsamkeit

Beachtenswert ist ein alter liturgischer Text: »Aus dem flüssigen Wachs bauen sie Zellen, deren kunstvolle Gebilde keine menschliche Geschicklichkeit zustande bringt. Mit den Füßen streifen sie über die Blüten, und doch findet man an den Blumen keinerlei Beschädigung.« – Und wie rüpelhaft gehen wir mit der Natur um?

So wird Honig produziert

Die Sammelbienen bringen den Nektar, eine Mischung aus Zucker und Wasser, zusammen mit den Pollen in den Bienenstock. Dort fügen die Stockbienen Enzyme hinzu, die den Wassergehalt auf weniger als 20 Prozent sinken lassen und die größeren Zuckermoleküle aufspalten.
Der Honig wird dann in den Waben versiegelt und später an die Larven verfüttert oder als Winternahrung verwendet.

⌘

Honig als wertvoller Energiespender

Dieses natürliche Süß kann vom Organismus gut verarbeitet werden. Die kleineren Zuckermoleküle Glucose und Fructose werden im Verdauungstrakt sofort absorbiert. Außer Zucker – etwa 75 Prozent – und Wasser sind im Honig in geringen Mengen auch Kalzium, Eisen, Magnesium, Kalium, Natrium, Schwefel, Phosphor und Eiweiß enthalten.

Honig galt und gilt als volkstümliches Heilmittel

Bei Blutarmut, Nierenbeschwerden, Kreislaufstörungen. – Bei Halsschmerzen verabreicht man warme Milch mit 1 EL Honig darin aufgelöst.

Blau leuchten die Flachsfelder

Sie ist schon ein eigenwilliges Gewächs, die Rose. Stachelbewehrt behauptet sie sich an vielen Wildstandorten überall auf der Welt. Als Urtyp wird die Hecken- oder Hundsrose angesehen. Der ungehemmt wachsende Strauch gehört in der Blütezeit zu dem Schönsten, was die Natur hervorbringt.

Ein traumhaftes Bild, das in höhere Sphären trägt

Ein Wildrosenstrauch in Hochblüte und dahinter ein blühendes Flachsfeld, wie man es noch im Waldviertel vorfinden kann.

Der Gegensatz könnte nicht stärker sein. Wild und wirr ist der Charakter des Rosenstockes. – Aufrecht der Stand des glatten Flachsstengels, dicht besetzt mit wechselständigen, lanzettlichen Blättern. Die himmelblauen Blüten mit deren Staubgefäßen und Griffeln spiegeln die Farbe des ewigen Himmels wider. – Das ergibt einen Kontrast, der es vermag, das Herz aufzurütteln.

In der Natur ist alles zweckorientiert

Sollte es beim himmelblauen Flachs anders sein? Es scheint hier, als wolle der reine Äther sich in die Frucht ergießen, um den Leinsamen zu zeugen. So wird der Flachs zur interessantesten und ältesten Kulturpflanze der Menschheit. Bereits 1400 Jahre vor Christus gab es in Ägypten ausgedehnte Flachskulturen. Bei uns haben Ausgrabungen in den Pfahlbauten der Steinzeit Früchte und Gewebe aus Flachs zutage gebracht. In der Bibel galt die Flachsmißernte als eine der Sieben Plagen.

⌘

Leinsamen, der Samen des Ölleins

Er ist heute vor allem wegen seiner Wirkung gegen die häufigste aller Zivilisationskrankheiten, die Darmträgheit, allgemein bekannt. Die Wirkung liegt an seinem Ballaststoffgehalt und an seinem Anteil an Schleim, der den Stuhl aufweicht, geschmeidig und gleitfähig macht. Man sollte in diesem Fall ganze Leinsamenkörner – 1 EL voll – einnehmen. Nur leicht ankauen, nicht schroten. 1 Löfferl Apfelmarmelade nachessen und 1 Glas Sauermilch nachtrinken. Die beste Zeit hiefür ist der Abend.

Hilfe für Magenkranke

Der Schleimgehalt des Leinsamens wirkt auch bei anderen Beschwerden lindernd und heilend. Magenkranke können 1 gehäuften TL Leinsamen in $^1/_4$ l Wasser geben und über Nacht quellen lassen. Diese Zubereitung morgens auf nüchternen Magen zu sich genommen, schützt die Magenschleimhaut und lindert Magenschmerzen.

Der Anteil an ungesättigten Fettsäuren

Dieser ist beim Leinöl sehr hoch. Nämlich 26 %, bezogen auf 100 g Leinsamen. Es gilt deswegen als besonders gesund zur Vorbeugung der Arteriosklerose und des Herzinfarktes. – Früh und abends $^1/_2$ TL voll einnehmen.

Äußerlich verwendet man Leinsamen-Päckchen

Als Wärmebehandlung bei Ohrenschmerzen oder Gesichtsneuralgien bringen sie große Hilfe.

Leinkuchen, Rückstand bei der Leinölgewinnung

Er enthält noch soviel Schleim, daß er als heiße Packung bei Furunkeln genutzt werden kann.

Sommerzeit ist Besinnungszeit

Jeder Mensch bedarf dringendst eines Freiraumes um sich herum. Der seine Persönlichkeit festigt und stärkt, gleichzeitig zur Selbstbestätigung hinführt.

Lassen wir doch unsere Seele spinnen und weben! Suchen wir Bilder, die hinübertragen in das unvergängliche Schöne, wozu wir geschaffen sind. Begabt mit Wille, Verstand und Gefühl.

Dein Herz soll frei werden

Lassen wir in der Ferien- und Urlaubszeit uns selber wiederfinden. Ohne zu hetzen und zu hasten, zu jagen und zu eilen.

Ein Jasagen zur Mutwilligkeit der Schönheit und Vielfalt in der Natur. Die uns einlädt und uns entgegenkommt.

Und wenn die höheren Sphären herabsteigen und dich heimsuchen, dann öffne die Tür deines Gemütes. Versäume nicht, daheim zu sein.

Meide die Gesellschaft

... aber auch die Gegenwart eines Menschen, mit dem du am liebsten alles teilst. Versuche statt dessen bewußt, mit dir selbst allein zu sein und dich dabei sofort Neuem, Guttuendem zuzuwenden. Gehe oder fahre am besten hinaus in die Natur. Setze dich an eine Stelle, die dir als besonders schön und angenehm erscheint. Nimm deine Sehhilfe ab – falls du eine haben solltest. Atme einmal tief durch und schließe die Augen.

Dabei sage dir vor: »Ich muß jetzt gar nichts leisten. – Ich habe heute ein bißchen Zeit für mich und möchte versuchen, Ruhe zu finden. – Ruhe in mir selbst.«

Durch Übersehen geht uns vieles verloren

Öffne wieder ganz langsam, ruhig und entspannt deine Augen und sehe dich in deiner näheren, dann in der entfernteren Umgebung gelassen um. Nimm daraufhin ein kleines Detail dieser Umwelt in deine Hand. Einen Grashalm, ein Blatt, eine Blume, vielleicht auch einen schönen Stein.
Betrachte dieses Stückchen Umwelt in deiner Hand genau. – Versuche, es nicht anzustarren, sondern gleite möglichst langsam mit deinen Blicken an seinen Umrissen entlang. Denke an dieses Stückchen Umwelt, das du in deiner Hand hältst.
Denke an den Grashalm, das Blatt, die Blume oder den Stein. So betrachtend, denkend, lerne zu spüren, wie du zu diesem Gegenstand in deiner Hand eine Beziehung bekommst. Jene Beziehung, die dir durch das »Übersehen« verlorenging.

⌘

Die Sehschärfe des alternden Auges stärken

Ein altbewährtes Hausmittel: Kornblumenblüten 50 g, Augentrostblüten 20 g, Spitzwegerichblätter 15 g und Steinkleeblüten 15 g. – 1 voller EL der Mischung wird in $^1/_4$ l kaltem Wasser zugestellt. 5 Minuten kochen lassen, abseihen. Mit diesem Tee werden die Augen 3 Wochen lang jeden Abend gebadet. Oder man kann den Tee auch als warme Kompressen auflegen.

Rohe geriebene Möhren

Sie enthalten viel Karotin, die Vorstufe des Vitamins A, ferner ätherische Öle und Pektin. Möhren wirken – insbesondere im Rohgenuß – blutbildend, steigern die Abwehrkräfte gegen Infektionskrankheiten und verbessern die Sehkraft.

Ein Liebäugeln mit Tyrannen

Papst Johannes Paul II. sagt über die lange Reihe von Glaubensbekennern in China: »Sie brauchen unsere Solidarität und unser Gebet, aber wir schulden ihnen eine unermeßliche Dankbarkeit für ihr Glaubenszeugnis. Diese Menschen sind das Herz der Kirche.«

Zwei Mörder in einem Boot

Alle chinesischen Zeitungen brachten das gleiche Bild: Stalin und Mao treffen einander. Damals zogen beide noch an einem Strick. Sie standen in einem Boot und reichten sich die Hände.

Der Schlitzäugige macht dem Schnauzbärtigen das Angebot: Bei einem Dritten Weltkrieg – um der kommunistischen Idee zum Durchbruch zu verhelfen – könne China 100 Millionen Menschen in die Bresche werfen und für die Idee opfern. Und der Großzügige – der das Leben seiner Bürger als Sprengstoff und als nicht mehr betrachtet – fügt die Frage hinzu: »Welche andere Nation kann sich das leisten?«

Jahrzehnte später

Ein Staatschef kehrt nach »erfolgreich« abgeschlossener »Handelsmission« aus China in unsere Heimat zurück. Seine Aussagen in Fernsehen und Presse strahlen vor Erfolgsmeldung.

Angesprochen auf »Greueltaten und Repressalien«, die jedes demokratische Denken verhindern und bestrafen, gab der Staatsmann zur Antwort: »Dort, in diesem Land des Ostens, herrscht eine andere Moral.« – Eine Antwort, die eine Welle der Empörung auslöste.

Das Wesen der Sünde

Die Sünde ist ein Verstoß gegen die Vernunft, die Wahrheit und das rechte Gewissen; sie ist eine Verfehlung gegen die wahre Liebe zu Gott und zum Nächsten aufgrund einer abartigen Anhänglichkeit an gewisse Güter. Sie verletzt die Natur des Menschen und die menschliche Solidarität.
Sie wurde von Augustinus definiert als »ein Wort, eine Tat oder ein Begehren im Widerspruch zum ewigen Gesetz«.

⌘

Die verdauungsfördernden Ballaststoffe

Seit Jahrtausenden ernährt sich der Mensch weitgehend vegetarisch. So daß pflanzliche Ballaststoffe einen wesentlichen Bestandteil seiner Nahrung bildeten. Es geht um unverdauliche Nahrungs-Inhaltsstoffe – auch Rohfaser genannt –, die unentbehrliche Funktionen für die normale Darmtätigkeit und zur Aufrechterhaltung notwendiger Stoffwechselvorgänge ausüben.
Eine wichtige Tatsache darf dabei nicht übersehen werden: die pfanzlichen Faserstoffe dämmen das Hungergefühl praktisch ohne zusätzliche Kalorienbelastung ein. – Sie sorgen gleichzeitig auch für einen regelmäßigen, nicht zu harten und nicht zu weichen Stuhlgang.

Gesundheit, eine Grundeinstellung

Erwachsene sollen täglich etwa 30 g Ballaststoffe zu sich nehmen. Dieser Bedarf wird in etwa gedeckt, wenn man 1 Schale Müsli, 3,5 g – 1 bis 2 Scheiben Vollkornbrot, 10 g – etwas Obst oder eine Handvoll Nüsse und Rosinen, 2 g – 1 Portion Vollkornnudeln, Linsen, Bohnen oder Erbsen oder 1 mittelgroße Pellkartoffel, 7 g – 2 Portionen Gemüse, 4 g – und 1 Portion Obstsalat, 4 g, zu sich nimmt.

Strapazierter Christophorus

Das Zeichen des Verkehrsfunkes ertönt im Autoradio: »Warnung an die Autofahrer: Meiden Sie das Straßenstück ›soundso‹. Die Durchfahrt ist aufgrund eines schweren Verkehrsunfalls blockiert.«
Eine Wallfahrergruppe aus dem Mostviertel ist nachts zu Fuß unterwegs nach Mariazell. Ein Autofahrer rast in die Gruppe hinein. – Das Fazit? Ein Toter und zwei Schwerverletzte. Wochen später besuchen mich Augenzeugen des Vorfalls. Immer noch zutiefst erschüttert von dem unfaßbaren Geschehen.

Ein Scherbensalat

Blechteile, Glasscherben, Lacksplitter, Plastikplatten, Stoff-Fetzen, Lederbrüche und Kleidungsstücke von Blut getränkt. Zerschundene Menschen und daneben ein Toter ... manchmal sogar noch mehr.

Rettung, Gendarmerie und Feuerwehr

Alles funktioniert tadellos. Jeder Helfer ist auf seine Tätigkeit spezialisiert. Bald rollt der Verkehr wieder weiter. Der eine oder andere Fahrer schimpft, weil er warten mußte, aufgehalten wurde.
Geknickte Leitplanken und Reifenspuren sind oft für einige Zeit sichtbare Zeugen des Unglücks. Dann verschwinden auch sie. Das Leben geht weiter. Der Verkehr muß fließen. Die Tragödie ist vergessen ... Ist sie das wirklich?

Die Schuld der andern

Polizeiliche Erhebungen, Meldungen an die Versicherungen, eventuell gerichtliche Verhandlungen, Schuldzuweisungen und die Strafe. – Sie setzt aber keinen Schlußpunkt.

Der Christophorus-Sonntag

Er wird seit Jahren um den 24. Juli gefeiert und soll uns zum Nachdenken anregen: auch wir könnten schuldig werden. Oder auf der Strecke bleiben. Nicht ankommen. Unser Ziel nicht erreichen.

Patron des Verkehrs

Mit dem Gedenken an den heiligen Christophorus ist der Wunsch verbunden: »Komm gut heim!« Was bei den vielen Unfällen auf den Straßen längst keine Selbstverständlichkeit mehr ist.

Im Falle einer schweren Verletzung

Für Christen bedeutet die geistliche Betreuung sehr viel. Im Ernstfall sorgen Sie dafür, daß ein Priester gerufen wird. SOS-Plaketten auf der Heckscheibe weisen darauf hin, daß der Lenker geistlichen Beistand wünscht.

⌘

Sommerblumen im Laubwald

Von August bis in den Herbst hinein leuchtet zwischen lichten gras- und krautreichen Eichen-, Buchen- und Nadelmischwäldern die Echte Goldrute. Ihre auffallend gelben Blüten, die länglichen schmalen Blätter und die Weichteile der Stengel werden für Heilzwecke verwendet.

Goldrutentee reinigt die Harnwege

Er baut auch Harnsäure ab und lindert somit beachtlich Rheuma-, Gicht-, Arthritis- und Arthroseschmerzen. – Den Tee im Heißaufguß zubereiten. 3 Wochen lang täglich 3 Tassen trinken.

Die Goldrute entwässert

Sie gilt heute noch als gutes Nierenmittel bei Schrumpfniere, Harnvergiftung und Wassersucht.

Ein Leben in der Verborgenheit

Der Maulwurf hat seinen Namen nicht – wie man fälschlicherweise annimmt – vom Maul, sondern von seinen Hügeln, die er beständig aufwirft. Diese wurden einst »Molte« genannt. Ihnen hat es das Tier auch zu verdanken, daß es von den Gartenbesitzern und Landwirten häufig mit der schädlichen Wühlmaus verwechselt wird.

Maulwürfe sind keine Nagetiere

Sie zählen hingegen wie die Spitzmäuse, Igel und Fledermäuse zur Gattung der Insektenfresser. Auch wenn sie sich neben Engerlingen und Insektenlarven vorwiegend von Regenwürmern ernähren.

Das Leben unter der Erde

Der Maulwurf ist in seinem ganzen Sein dazu geschaffen, im Untergrund zu leben. Ein Maulwurf unterbricht bloß selten sein unterirdisches Dasein. Nur junge Tiere laufen oberirdisch weiter, wenn sie einen eigenen Lebensraum suchen.

Im Still-Verborgenen wird so vieles

»Jesus sagte: Womit soll ich das Reich Gottes vergleichen? Es ist wie der Sauerteig, den eine Frau unter einen großen Trog Mehl mischte, bis das Ganze durchsäuert war.« (Lk 13, 20–21) – Im Gleichnis vom Sauerteig wird die Wirkkraft des Gottesreiches beschrieben. Es ist eine alle Lebensbereiche umfassende und umgestaltende Realität.

Diese Wirkung aber geschieht im Verborgenen. Die Frau »verbirgt« den Sauerteig im Mehl.

So ist das Reich Gottes in diese Welt hineinverborgen. Und weil die Kirche »Keim und Anfang

dieses Reiches auf Erden« darstellt, hat auch sie – obwohl sie sichtbare Kirche ist – an dieser Verborgenheit teil.
Gerade in unserer Zeit scheint das christliche Leben der Verborgenheit, ein Leben der Alltäglichkeit, der Einfachheit und der Unauffälligkeit, von besonderer Bedeutung zu sein.

⌘

Die Wirkung der Kürbiskerne

Kürbissamen unterstützen die Entgiftungsfunktionen der Leber und üben gleichzeitig einen günstigen Einfluß auf Nieren und Harnorgane aus.
So erklärt sich ihre hervorragende Hilfeleistung bei der Reizblase der Frauen, bei chronischen Blasenleiden und bei Vorsteherdrüsenvergrößerung der Männer.
Die zarte grüne Haut: Sie liegt unmittelbar unter der Schale und darf nicht entfernt werden. Darin befinden sich nämlich die Wirkstoffe.
Regelmäßig Kerne kauen: Dies erweist sich als günstig gegen Ohrensausen. Vor allem aber reinigt es den Darm und die Harnwege. Hilft auch bei Prostata und Reizblase.
Geschälte Kerne zerstampfen: Mit Sauermilch, Buttermilch oder Joghurt zu gleichen Teilen gemischt, zeigen sie starke Wirkung.

Steirisches Kürbiskernöl

Reife Kürbisse liefern die wertvollen Samen, aus denen ein beliebtes Speiseöl gewonnen wird. Seine dunkle Farbe wirkt beim ersten Anblick nicht sehr einladend, der Geschmack aber ist vorzüglich. Jeder, der gesundheitsbewußt leben will, soll keinen Salat ohne Kürbiskernöl essen.

Stets auf der Hut sein

⌘

Vor einer Feuersbrunst wurde der Feuersalamander auf der Flucht beobachtet, so die Legende. Da er sich durch dieses ungestüme Verhalten klar als Brandstifter bekannte, gab ihm menschlicher Aberglaube die Schuld am Ausbruch des Feuers.

Eine andere Variante

Da ihre feuchte Haut für einen Zauber gehalten wurde, der eine Feuersbrunst zu löschen vermag – wie grausam –, warf man die Tiere, die man für unbrennbar hielt, voller Hoffnung in die Flammen.

Träge kriecht er durch das Moos

Gemeint ist der Feuersalamander. Wo alles Bodenfeuchtigkeit atmet, da ist das Reich der Schnekken, der Würmer und der Tausendfüßler. Flink packt das langsame Kerlchen zu. Und was seinen Namen betrifft, dann ist wohl dessen Entstehung durch die besondere Zeichnung dieses Salamanders zu erklären: die Körperoberfläche glänzt schwarz und zeigt an den Seiten flammend-gelbe Muster. Bei Gefahr sondert der Feuersalamander ein scharfes Sekret ab – und das brennt wie Feuer.

⌘

Gichtkranke müssen stets auf der Hut sein

Wer an Gicht leidet, darf der Krankheit nicht trauen. Macht sie sich auch vorübergehend kaum bemerkbar, lauert dennoch im Hinterhalt das Untier, bereit, über sein Opfer herzufallen. Und – so eigenartig es auch klingen mag – gerade in der heißen Sommerszeit kann man im Handumdrehen von der Gicht überrascht werden.

Kräutertees, die Harnsäure ausscheiden helfen

Sie bringen somit auch Gicht- und Rheumaschmerzen zum Abklingen. Folgende Einzelkräuter werden im Heißaufguß zubereitet: Brennessel, Birkenblätter, Goldrutenkraut, Lavendelblüten und zerquetschte Wacholderbeeren. – 2 volle TL des jeweiligen Heilkrautes oder der Beeren mit $^1/_4$ l kochendem Wasser übergießen, 15 Minuten ziehen lassen, abseihen und schluckweise trinken.

Ein Wetterumschwung genügt

Einige Tage Regenwetter ... und auf einmal ist es da, das beißende, ziehende und reißende Übel.
Es ist nicht gut, immer den gleichen Tee zu trinken, der Körper gewöhnt sich, und die Wirkung läßt blitzartig nach.

Bohnenschalen-Tee gegen Gicht und Rheuma

2 TL kleingeschnittene und getrocknete Bohnenschalen werden mit $^1/_4$ l kaltem Wasser übergossen, 3 Stunden stehen lassen. Zum Sieden bringen und sofort abseihen. Davon 2 bis 3 Tassen täglich schluckweise trinken.
Das gleiche gilt auch vom Zinnkraut, der Hauhechelwurzel, der Löwenzahnwurzel, der Berberitzenrinde und der Petersilienwurzel. – Den Tee wie bei den Bohnenschalen zubereiten und abwechselnd, je 1 Woche lang, nehmen.

Vergessen Sie den Apfel nicht

Besonders zur Zeit der Apfelreife sollte man sich daran erinnern, daß durch den eifrigen Konsum reifer Äpfel der Überschuß an Harnsäure spürbar ausgetrieben werden kann.

Der Straßenkinder Schicksal

Kinderinvasion in den dunklen Gassen der Millionenstadt Rio de Janeiro. Schreckliche Szenen spielen sich dort Tag für Tag ab. – Die Anzahl der Kinder und Jugendlichen, die auf gewaltsame Art ums Leben kommen, steigt ständig. 1992 allein wurden in Rio 400 Straßenkinder ermordet. – So lautet die vom Magistrat veröffentlichte Zahl, die Dunkelziffer liegt wesentlich höher.

Traurig, aber wahr

Um einen Bissen Brot werden Kinder in der gigantischen brasilianischen Stadt Rio als »Kleinhändler« zwischen Drogenbanden eingesetzt. Sie fallen oft kriegerischen Rivalitäten zum Opfer. Von Geschäftsleuten angeheuert, durchstreifen »Todesschwadrone« die Straßen, die in die Kindergruppen wild hineinfeuern, um die Straßen zu »befreien«.

Kinder-Schicksale

Brasilianische Verhältnisse, die wir kaum verstehen können. – Nicht anders war es in den vierziger Jahren des vorigen Jahrhunderts, da kursierten in Europa erschreckende Nachrichten über das Schicksal von Kindern in fernen Ländern.

Ursprung der Kindermission

In China wurden Mädchen ausgesetzt. In Afrika Kinder als Sklaven verkauft.
Bischof de Forbin-Janson von Nancy in Frankreich rief daraufhin die Kinder Europas auf, ihren notleidenden Altersgenossen zu helfen.
Eine Idee war geboren, die im Jahr 1843 in der Gründung der Kindermission reale Gestalt annahm.

Traurig ist die gegenwärtige Lage

Es bleibt keine Zeit, sich auf Lorbeeren auszuruhen. So schaut heute die Wirklichkeit aus: 40.000 Kinder sterben täglich an Unter-Ernährung. – 150 Millionen Kinder leiden unter Gesundheitsschäden und Wachstumsstörungen. – 100 Millionen Kinder leben auf der Straße. – 300.000 haben im Vorjahr auf den Philippinen ihren Schulbesuch vorzeitig abgebrochen. Nicht wenige kämpfen als Prostituierte ums nackte Leben.

⌘

Übel im Hals- und Rachenraum

Halsentzündung, Halsweh, Heiserkeit und Angina – entsteht als »Halsenge« durch Mandelentzündung – können sehr unangenehm werden. Weil sie oft stark schmerzen und das Schlucken erschweren.

Leicht anwendbar

Emser Lutschtabletten, aus den Heilquellen von Bad Ems gewonnen, beeinflussen Husten und Heiserkeit, vor allem aber chronische Katarrhe der oberen Luftwege, günstig.

Ein wertvolles Hausmittel

Man löst 1 gestrichenen TL voll Emser Salz in ¼ l lauwarmem Wasser auf und versetzt diese Lösung mit Honig. Schluckweise getrunken, lindert es den Husten und verflüssigt den Schleim.

Tinktur zum Mundspülen und Gurgeln

Je 2 EL Salbei, Thymian und Käsepappel in ¼ l gutem Obstbrand 14 Tage lang ansetzen, danach abseihen. 20 Tropfen davon in ein Achtel-Glas lauwarmes Wasser geben. Damit gründlich gurgeln. Mehrmals täglich wiederholen.

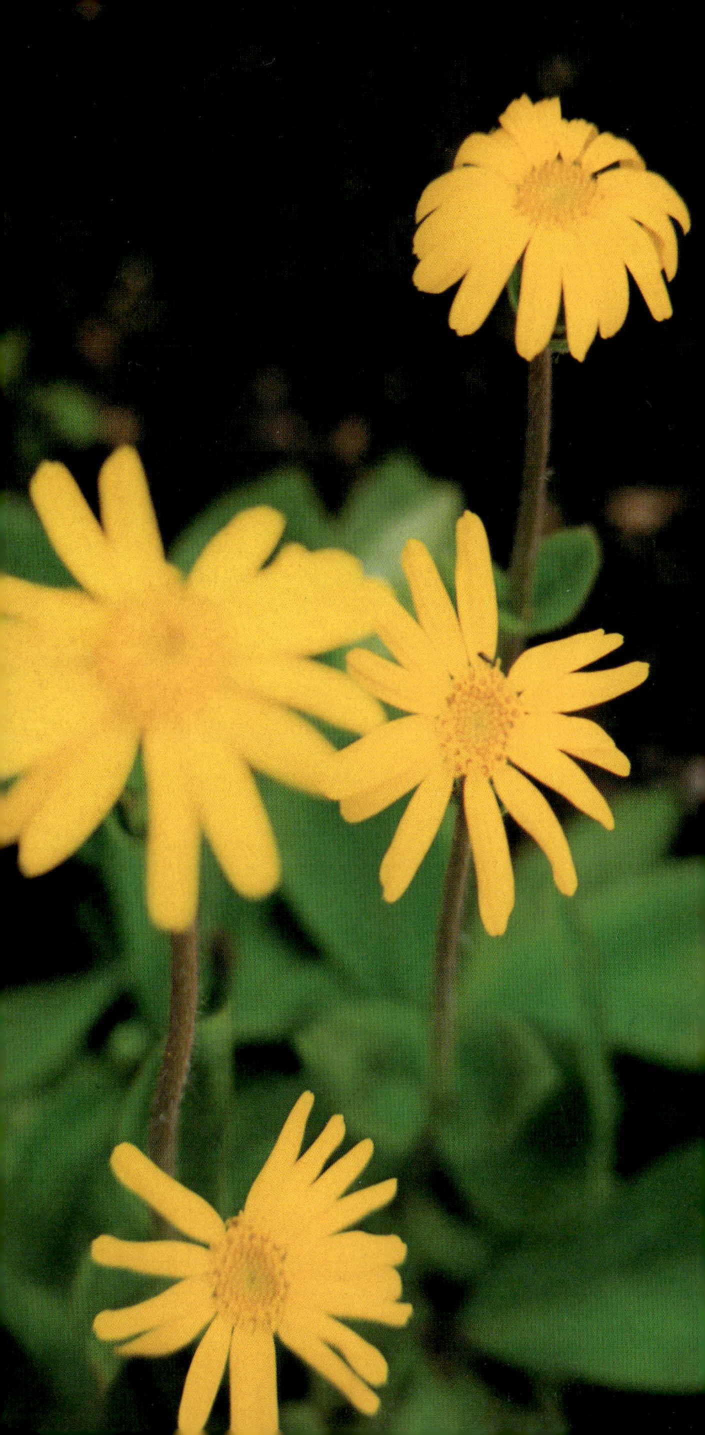

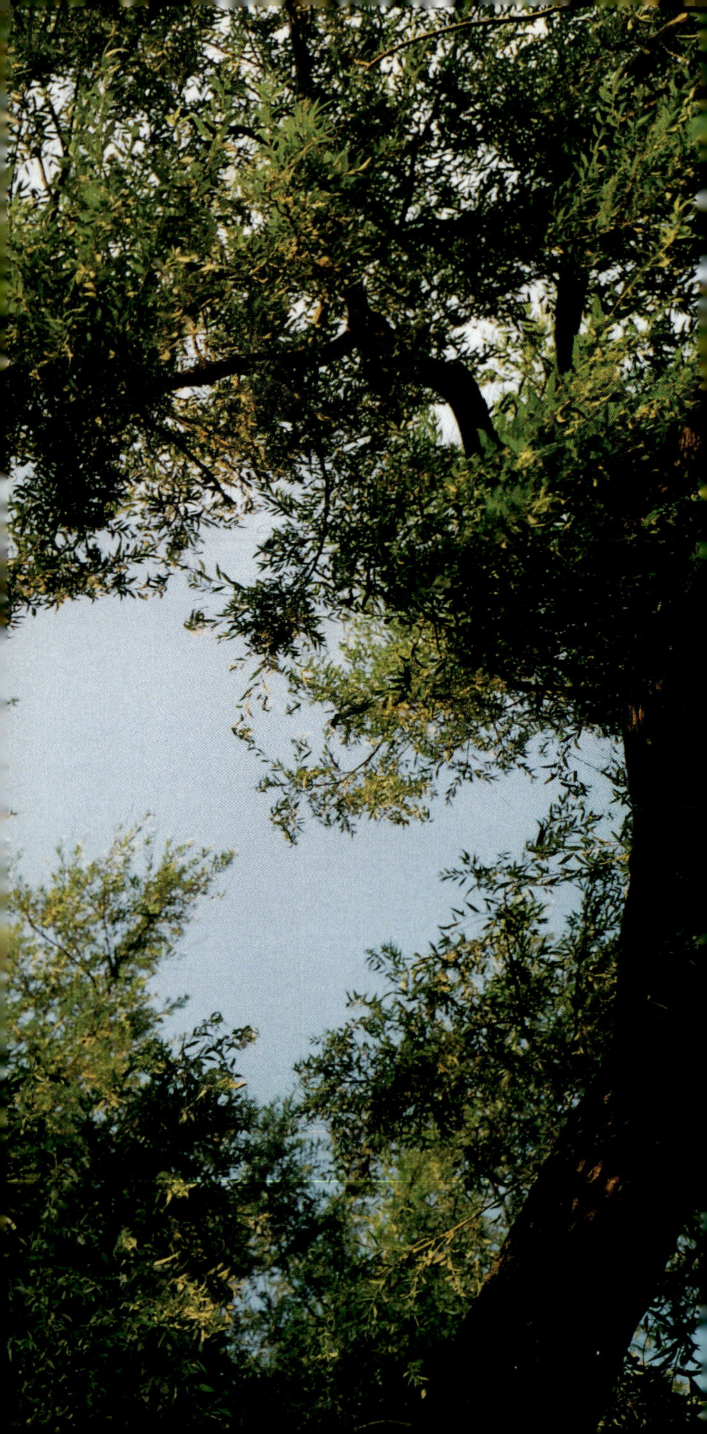

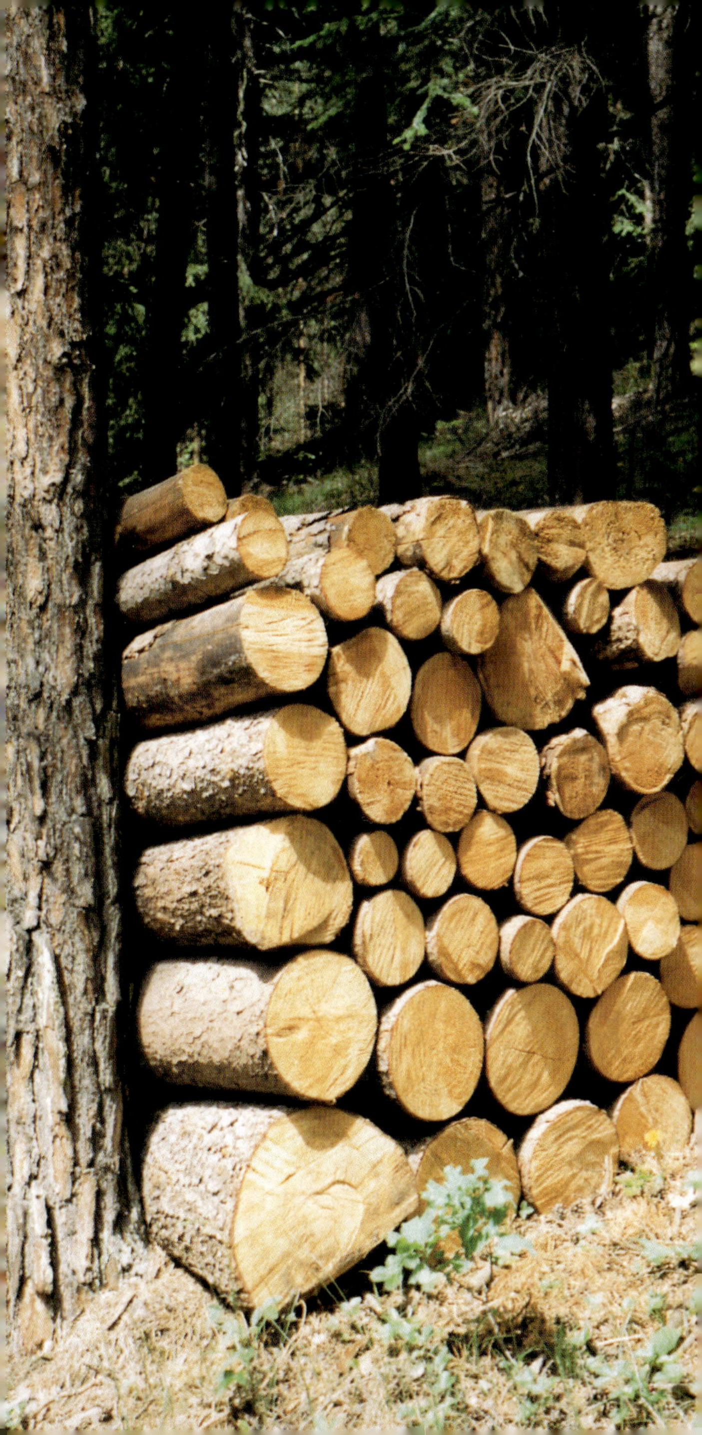

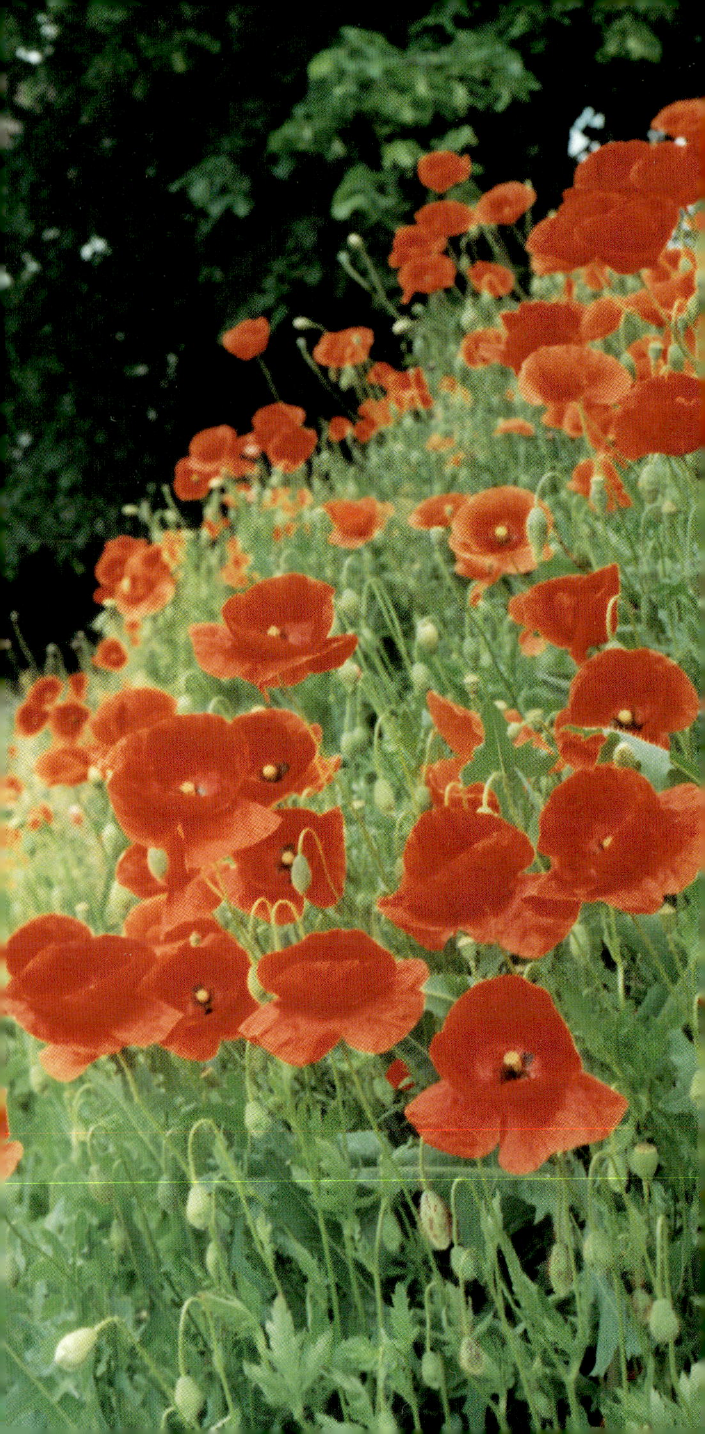

Tiere sprechen mit uns

Die Körpersprache der Meerschweinchen hat zur Namensgebung im Deutschen beigetragen. Ihr walzenförmiger Körper und ihre Art zu laufen erinnern sehr an das Äußere kleiner Hausschweine. Und sie sind aus Südamerika – über das »Meer« – zu uns gekommen. So haben diese beiden Umstände zu ihrer Benennung geführt.

Schon die Inkas kannten Meerschweinchen

Sie hielten sie nicht nur als Haustiere, sondern brachten ihnen auch große Wertschätzung entgegen. Dies ging bei anderen südamerikanischen Indianern soweit, daß Meerschweinchen lange Zeit den Speiseplan bereicherten – als wohlschmeckende, leicht im Hause zu haltende Leckerbissen.
Ertragen sie vielleicht deshalb ihr Schicksal in Menschenhand so geduldig? Auf jeden Fall sind sie eines der Tiere, die gegenüber dem Menschen kaum Unmutsbekundungen verlauten lassen.

Auch Tiere wollen mit Menschen sprechen

Mit differenzierten Mitteilungen wenden sich Tiere an den Menschen. Geduldig versuchen sie immer wieder, sich »stumm« verständlich zu machen. Mit uns zu sprechen. Sie setzen Signale – geben vielfältige Zeichen.

Schmiegen sich Katzen an

... dann bitten sie durch diese freundliche Geste gleichzeitig um Liebkosung. Wollen dem Menschen sagen, daß sie ihm Vertrauen schenken. – Haben Katzen die Augen weit geöffnet, so gilt dies als eine vertrauensvolle, friedfertige Mimik. – Halten sie die Augen oval verengt, soll man es als ein Zeichen für beginnende aggressive Grundstimmung betrachten. – Das »Ausschütteln« der Pfote will körperliches Unbehagen besagen.

Was haben Hunde uns zu sagen?

Sind die Augenbrauen hochgestellt und die Stirn leicht gerunzelt, will das Tier damit Aufmerksamkeit, Neugier und Erstaunen zum Ausdruck bringen. – Beschnuppern sagt Begrüßung und Kennenlernen aus. – Die Darbietung der Bauchseite soll als Demutsgebärde gelten, aber auch als Beschwichtigungsgebärde. – Das Hochspringen am Menschen ist ein Versuch, den Mundwinkelstoß auszuführen, als Teil der Begrüßung.

⌘

Unsere Vorfahren

Hatten zwar noch keine Ahnung von Bakterien, Viren, Vitaminen, Spurenelementen und lebensnotwendigen Aminosäuren. Sie waren aber vorzügliche Beobachter der Tierwelt. Liebten die Bienen und verwendeten viel Honig zur Arzneibereitung.

Zur Vorbeugung und zu Beginn einer Erkältung

Ein altes Hausrezept lautet, daß man 5mal täglich 1 TL voll Honig einnehmen solle. Mit der Begründung: Honig stärkt die Abwehrkräfte, hilft dem Körper, die Krankheitserreger zu überwinden und hält den Kreislauf stabil.

Salbeitee, im Heißaufguß zubereitet

Abends vor dem Schlafengehen und morgens nach dem Aufstehen in $^1/_4$ l Salbeitee 1 EL Bienenhonig auflösen, langsam und schluckweise trinken, wirkt vorbeugend gegen Erkältungen, mindert auch gleichzeitig Rachenschmerzen und Heiserkeit.

Des Sandkorns Macht

Alle hießen »Lee« in diesem kleinen Dorf. Das Tor war stets verschlossen. Wenn ein Fremder hineinkommen wollte, dann mußte »Tin«, der Himmel, ihm wahrhaft gnädig sein. – So fand ich es vor 50 Jahren, tief drinnen im Bambusdschungel und Wassergräben-Gewirr der sumpfigen Reisfelder.

Die Chinesen haben ein altes Sprichwort

»Ein Sandkorn schüttet keinen Menschen zu.«

Wenn es um unsere Gesundheit geht, gilt ein Grundsatz: »Aufnehmen – ausscheiden und die Stoffe wechseln.«

Eine Schlamperei in unserem Lebensstil bleibt selten allein. Bald wird daraus ein Berg, und Berge können zermalmen.

Was wissen wir schon vom Segen eines normalen Stoffwechsels, den biochemischen Vorgängen in unserem Körper? Und daß alle Krankheiten durch Mineralstoffmangel der Zelle zu erklären sind?

Stoffwechselstörungen zeigen viele Gesichter

Die meisten Menschen wissen nicht, welche Leiden zu den Stoffwechselstörungen zählen. – Fettsucht und Magersucht haben das gleiche Grundübel als Wurzel, beide sind Störungen im Fettstoffwechsel. – Gicht liegt im Stoffwechsel bestimmter Eiweißkörper, die zur Harnsäure-Vermehrung führen. – Zuckerkrankheit, Diabetes, findet ihre Ursache im Kohlehydrat-Stoffwechsel, aber in vielen Fällen auch im Fettstoffwechsel. – Rachitis ist eine Störung im Vitamin- und Mineralstoff-Haushalt.

⌘

Bitterstoffe und beruhigende Substanzen

Sie stehen im Vordergrund der Behandlung von Stoffwechselstörungen. Weil sie sowohl die Verdauung als auch die innere Sekretion anregen. Neben Enzian, Wermut und Schafgarbe bewähren sich Baldrian, Kamille und Knoblauch.

Entfettungs-Maßnahmen Tag für Tag

Frühstück streichen. $^1/_3$ l lauwarmes Wasser mit 2 EL Bienenhonig und 1 Guß Apfelessig eingerührt trinken. Es darf aber nicht sauer schmecken. – Oder $^1/_4$ l Kombuchagetränk. – Um 9 Uhr 1 Schale Fencheltee. – Um 11 Uhr 1 Glas alkoholfreien Apfelsaft. – Dauer: 6 Wochen. Wöchentliche Gewichtsabnahme: 1 bis 1 $^1/_2$ kg.

Kräutertees für Zuckerkranke

3 Tassen täglich, wahlweise: Samen und Kraut der Geißraute oder Salbeiblätter, im Heißaufguß. – Bohnenschalen, leicht aufkochen. – Gekochte Zwiebel, abseihen, das Wasser trinken. – Löwenzahnwurzel, nur im Kaltansatz, anwärmen.

Den Stoffwechsel anregen und fördern

Verzehren von Äpfeln und Karotten, roh oder gekocht. Knoblauch zerdrückt, 1 Apfel nachessen. Zwiebel ganz klein schneiden, 2mal täglich je 1 TL zur Mahlzeit. – Geeignet zur Teezubereitung: Angelikawurzel, Birkenblätter, Brennessel, Lindenblüten, Salbeiblätter, Stiefmütterchen-Kraut, Veilchenblüten und -blätter und Zinnkraut. – Angelika und Zinnkraut 3 Stunden kalt ansetzen, kurz aufkochen. Alle anderen Kräuter im Heißaufguß.

Reges Leben im Garten

Jagdtrieb nennt man das angeborene Verhalten bei Raubtieren, andere Tiere zu jagen und zu erlegen. – Die Katze zum Beispiel ist es gewohnt, sich an eine Beute heranzupirschen, ihr oft stundenlang aufzulauern und sie im Sprung zu packen.

Reviere von Tieren

Es sind abgegrenzte Wohn- und Nahrungsbezirke, die sie durch Duftmarken, mit ihrer Stimme und durch andere Zeichen markieren.
Katzen und Hunde kennzeichnen ihr Revier, indem sie Kot oder Harn absetzen.

Erschütternd war für mich ein Fund

Bei meinem sonntäglichen Rundgang durch den Pfarrgarten machte ich ihn. Ganz nahe am bunten Rosenbeet, das in voller Blüte stand, lagen die letzten Reste eines Vogels.
Sein Gefieder – weiße Tropfenflecken auf schwarzbraunen Federn – verriet es mir: hier an dieser Stelle starb ein Tannenhäher. Er wurde das Opfer einer streunenden Katze.

Gegenden mit reichlich Haselnußsträuchern

Der Tannenhäher liebt sie. Und Haseln gibt es in meinem großen Pfarrgarten genug. Neben den Haselnüssen lebt dieser Vogel von Eicheln, Buchekkern, Kastanien, Früchten, Insekten, Schnecken und Kleingetier aller Art.
Er ist ein Vorratssammler und kann in seinem Kehlsack gut 20 Haselnüsse transportieren. Er versteckt sie in der Erde. Im Winter gräbt er tiefe Löcher in den Schnee, um an seine Verstecke zu kommen.

Wanderungen führen zu Invasionen

Fast das ganze Jahr über sind irgendwelche Vögel irgendwo auf Wanderschaft. Ganz unregelmäßige Wanderungen, oft in Abständen von vielen Jahren, führen zu Invasionen.
Bei uns sind aus dem Norden und Osten gelegentlich solche Invasionen zu erwarten, zum Beispiel vom Sibirischen Tannenhäher. – Die letzte gewaltige Invasion in Mittel- und Westeuropa erfolgte im Winter 1968/69.

Katzen, gewandte Jäger

Wegen der Vorliebe der Katze, nach Mäusen, Ratten und anderen kleinen, schädlichen Nagern zu jagen, hat der Mensch sie ursprünglich in seine Gemeinschaft aufgenommen.
Ihr lautloser Gang und ihr sehr feines Hör- und Sehvermögen erlauben es ihr, auch die vorsichtigsten Beutetiere zu überraschen. – Großen Schaden aber können sie in der Vogelwelt anrichten.

⌘

Honigmilch vertreibt viele Übel

Abgekochte, noch warme Milch wird gewogen und dann mit der gleichen Gewichtsmenge Honig verrührt. Gut warm trinken.
Nimmt man 2mal täglich über einen Zeitraum von 2 bis 3 Wochen 1 Tasse Honigmilch ein, so bessern sich eine Reihe von Beschwerden an Magen, Darm und Leber.
Vor allem läßt sich Stuhlverstopfung durch regelmäßige Honiggaben leicht beheben.
Diese Kur stärkt auch die Nerven, belebt den Kreislauf und kräftigt das Herz. Steigert die Belastbarkeit des Körpers.

Pionier des Kneipp-Gedankens

Faszinierend ist für mich der Gedanke, Quellen von Bächen und Flüssen aufzusuchen. Hat doch jeder Ursprung etwas Geheimnisvolles an sich, das uns mit Staunen erfüllt. Und voll Ehrfurcht unser Haupt neigen läßt vor den Mysterien Gottes.

Ursprung der Pulkau

Unweit meiner Pfarre entspringt mitten in einem Wiesengelände die Pulkau. Bevor sie das rauhe Waldviertel verläßt und zum Hauptfluß des milden Weinviertels wird, fließt sie am Schloß Walkenstein vorbei – der ersten Waldviertler Wasserheilanstalt des Prämonstratenser-Chorherrenstiftes Geras. Noch zu Lebzeiten von Pfarrer Sebastian Kneipp im Jahre 1890 gegründet.

Laut Kaufbrief vom 8. November 1700 kam dieses Schloß mit Grund und Wald in den Besitz des Prämonstratenser-Chorherrenstiftes Geras. Im Jahre 1890 wurde mit großem Kostenaufwand im Schloß eine Wasserheilanstalt errichtet.

Der damalige Abt Adrian Zach, ein verständnisvoller Freund jeder Neuerung und eine markante Persönlichkeit – er war Reichstagsabgeordneter –, galt als die treibende Kraft. Ihm zur Seite als wissenschaftlicher Berater stand der bekannte Hydropath Dr. med. univ. Josef Wetchy.

Pfarrer Sebastian Kneipp, eigenhändig geschrieben

Als heute wertvolles Dokument, daß das Prämonstratenser-Stift Geras als erster in Niederösterreich Kneipp-Kuren auf seinem Areal durchführte, gilt folgendes: »Zeugnis. Herr Dr. Josef Wetchy, der mit Mißtrauen gegen die Kneipp'sche Wasserheil-

methode Wörishofen aufsuchte, hat dieselbe einige Zeit mit begreiflichem Interesse beobachtet und gut erfaßt, so daß er bestens empfohlen werden kann. Wörishofen, 21. November 1890. Seb. Kneipp.«
Zur Erläuterung sei hinzugefügt, daß Wörishofen im Allgäu, Bayern, gelegen als »Mutterhaus« der Kneipp-Kuranstalten gilt.

Ehrendiplom verliehen

Bei der hygienischen Ausstellung 1906 in Wien mit dem Ehrendiplom zur Goldenen Fortschrittsmedaille prämiert. – Eine Auszeichnung und gleichzeitig ein Zeugnis über die Arbeit in der Waldviertler Wasserheilanstalt im Schloß Walkenstein.

Mit dem Herzen eines gläubigen Patrioten

So erlebte Abt Adrian Zach den Ausbruch des Weltkrieges 1914. Als Siebzigjähriger starb er am 4. April 1916. – Er ahnte nicht den furchtbaren Zusammenbruch der Habsburger Monarchie, das schreckliche Ende des Krieges, das auch das Ende seines Kneippwerkes in Walkenstein signalisierte.
Im Zweiten Weltkrieg wurden Schloß und Meierhof enteignet. Und schließlich von der russischen Besatzung zerstört.

⌘

Wildwachsender Kümmel

Reift im September an Feldrainen und auf Wiesen. Sammeln und im luftigen Halbschatten trocknen. Abrebeln, dunkel und trocken lagern.

Ein wertvolles Hausmittel

Wiesenkümmel ist hoch qualitätsvoll. – Täglich morgens einige Körnlein gekaut, verleiht dem ganzen Tag einen besonderen Schwung.

Ein genialer Einzelgänger

Das Phänomen Paracelsus soll nie aus dem Gedächtnis eines Naturfreundes schwinden. 30 Spezialgebiete hat er beherrscht, und dieses Wissen der Nachwelt in seinen Werken überliefert. – Eine Aufforderung an uns alle, daß wir uns ein Leben lang bewußt weiterbilden sollen.

Er erlauschte die Geheimnisse der Natur

Im Jahre 1493 wurde in Einsiedeln in der Schweiz der berühmte Arzt, Pharmazeut, Naturforscher, Philosoph und Theologe Theophrast Bombast von Hohenheim geboren. Unter dem Namen »Paracelsus« hat er Weltgeltung erlangt.

Wegbereiter verschiedener Wissenschaftszweige

Das war Paracelsus. Und dazu ein genialer Einzelgänger. Er hat ein umfangreiches, großartiges und kaum mehr überschaubares Werk hinterlassen.

Paracelsus und die Stadt Salzburg

Hohenheim weilte 1524/25 erstmals in Salzburg und verließ diese Stadt wieder in den Wirren des Bauernkrieges. Am Ende seines bewegten Lebens – er wurde nur 48 Jahre alt – kehrte Paracelsus erneut in die Salzachstadt zurück. Dort starb er auch am 24. September 1541 nach einem rastlosen Wanderdasein und fand auf dem Friedhof von St. Sebastian als Armer seine letzte Ruhestätte.

Weisheiten des Arztes Paracelsus

»In allen Dingen ist auch ein Gift, und nichts ist ohne Gift. Allein von der Dosis hängt es ab, ob ein Gift ein Gift ist oder nicht.«

»Jede Heilung soll aus der Kraft des Herzens kommen; nur durch sie können alle Krankheiten vertrieben werden.«
»Wunderbare Kräfte liegen in den Arzneien. Kaum würde man glauben, daß die Natur sie in sich birgt ... Man darf diese Mittel auch nicht einfach Arzneien nennen, sondern muß sie als ›Arcana‹, als geheime Heilmittel bezeichnen. Sie besitzen so edle und hohe Vorzüge und wirken in so wunderbarer Weise, daß unser Verstand nur schwer fassen und schwer erkennen kann, welchen Eigenschaften und Tugenden diese Wirkung entspringt.«
»Alle Wiesen und Matten, alle Berge und Hügel sind gleichsam Apotheken. Sie sind uns von der Natur zur Verfügung gestellt und übergeben worden, aus ihnen sollen wir die unseren füllen.«

⌘

Das Johanniskraut, Lieblingspflanze des Paracelsus

Bei Kopfschmerzen reibt man 1 Tropfen Johanniskrautöl in die Schläfen ein. – Bei Rheuma, Nervenschmerzen und Gürtelrose bedeckt man die kranken Stellen mit einem ölgetränkten Läppchen. – Trockene Haut massiert man abends gut damit.

Johanniskraut-Tee hat viele Vorteile

2 TL des blühenden Krautes werden mit $^1/_4$ l kochendem Wasser übergossen, 15 Minuten ziehen lassen, abseihen. – Dient als Mittel gegen Magendrücken und Verschleimung. Ebenso wird Johanniskraut-Tee bei Bettnässen empfohlen, vor allem dann, wenn es sich um nervöse Kinder handelt.
Dieser Tee ist auch ein besonders gutes Nervenmittel. Wirkt sich des weiteren günstig auf die Leber aus. In diesem Fall mit Honig süßen.

Der Mai des Herbstes

Unsere Ahnen waren schon seit Jahrhunderten gute Beobachter. Vieles aus ihrer Welt des Alltags konnte den naturbeflissenen Wetterkundlern Argumente für kurzfristige, wertvolle Prognosen liefern. Diesen Vorhersagen mochten selbst die wissenschaftlichen Wetterpropheten nicht die Anerkennung verweigern, sondern mußten sie als Resultate richtiger Naturbeobachtung werten.

Sprüche wie etwa: »Wie im September der Neumond tritt ein, so wird das Wetter den Herbst hindurch sein.« Sie erreichen eine Treffsicherheit von immerhin siebzig Prozent.

Alles macht sich klar verständlich

Quakende Frösche, fliegende Schwalben und krähende Hähne haben den Wetterpropheten etwas zu sagen. – Wind, Wolken und Gestirne kündigen den Wetterverlauf an. – Blätter, Blüten, Bäume und Kräuter lassen sinnvolle Schlüsse zu. – Tiere und Pflanzen wirken wie empfindliche Hygrometer auf die Luftfeuchtigkeit und stellen sich darauf ein. Sprechen eine Sprache. Wenn Regen bevorsteht, schließen sich die Blütenkelche. Und Hunde fangen an, schärfer und würziger zu riechen.

September und Mai, voller Gegensätze

Die Wolken der Zugvögel rauschen über unseren Köpfen dahin. – Im Mai waren die letzten von ihnen angekommen.

Das Obst ist reif. Äpfel und Birnen klopfen zu Boden, wenn der Wind weht. – Die Bäume standen einst im Wonnemonat in voller Blüte. Hoffnung und Freude senkten sich in unser Herz.

Der September gleicht der Lebens-Rückschau eines Senioren. Der alles vergangene Schöne leise und doch mächtig emporhebt ins Jetzt und Hier. Nicht um zu prahlen, sondern um auf eine behutsam-innige Weise selig zu sein.
Der Mai taumelt im Rausch der Liebe. Wagt alles und verliert nichts. Weil er erst alles erwartet. Selbst noch nichts hat als Schönheit und Hingabe. Die Schönheit schwindet. Die Hingabe bringt ihre Früchte. Fordert aber oft gewaltige Opfergaben. Der Erntedank jedoch macht alles wieder gut.
Das sind treffende Gegenüberstellungen von Mai und September.

⌘

Heilerde und Orangensaft bei müder Gesichtshaut

Bei schlaffer Gesichtshaut hilft eine Maske aus Heilerde und Orangensaft. Heilerde mit Orangensaft zu einem streichfähigen Brei verrühren und auftragen. Anschließend das Gesicht aus nicht zu großer Nähe fönen. Nach $^1/_2$ Stunde wird ein Frottierhandtuch in heißes Wasser eingetaucht, ausgewrungen und über das Gesicht gelegt. Nachdem die Maske so erweicht worden ist, folgt eine gründliche Waschung mit reinem, lauwarmem Wasser. Mit Arnikatinktur nachtupfen. – Diese Behandlung hilft auch bei Akne und Pusteln.

»Sprich mit deiner Haut«

Unter diesem Titel habe ich ein Buch veröffentlicht, das in breite Kreise Eingang gefunden hat.
Für alle diejenigen, die sich mit dem Problem Haut fachlich auseinandersetzen wollen, wäre in dieser Lektüre – ein wahres Nachschlagewerk – ein richtiger Exerzierplatz zu finden. Hier wird die Gelegenheit geboten, sich in die Geheimnisse der eigenen Haut zu vertiefen.

Ich bin kein Mafioso

Geheimbünde sind Vereinigungen von Männern – ganz selten werden Frauen zugelassen –, deren charakteristische »Geheimnisse« keinem Außenstehenden bekannt gemacht werden dürfen.

Die Ziele dieser Bünde sind verschieden: primitiv, magisch, religiös, politisch oder gesellschaftlich.

Ein eigener »Staat« im Staat

Die Mafia begann im 18. Jahrhundert in Sizilien als Gruppenbildung zum Selbstschutz und zur illegalen Bereicherung. Als Gegenpol zur »Camorra«, die von Neapel aus ihren Einfluß Schritt für Schritt auch in Süditalien ausbaute. – Voraussetzung zur Mafiagründung waren vor allem lange Fremdherrschaften, schwache Staatsgewalt und Fortdauer des Feudalismus. – Die Mitglieder der Mafia, Mafiosi genannt, übten dank verwandtschaftlicher und gesellschaftlicher Beziehungen einen erpresserischen Druck auf Verwaltung, Polizei und Justiz aus, eine parastaatliche Gegengewalt also. Diese machte sie örtlich zum Ordnungsfaktor und eigentlichen Herrschaftsträger. – Im Konflikt mit dem italienischen Einheitsstaat, seit 1860, bildete sich eine mafiose Subkultur heraus, die durch Schweigen und Rache – weniger durch straffe, geheimbundartige Organisation – gekennzeichnet war.

»Unsere Sache« steht im Mittelpunkt

Sizilianische Einwanderer haben im 19. Jahrhundert die Mafia in die USA gebracht. Dort bilden heute mafiose Elemente den harten Kern der amerikanischen Verbrecherwelt. In Amerika wird sie »Cosa Nostra« genannt, »Unsere Sache«.

Deren Mitglieder sind vor allem Italiener oder Italoamerikaner. Ihre Hauptaufgabe ist es, illegale Erwerbsquellen zu kontrollieren.
Die Cosa Nostra hat ein gewaltiges, das ganze Land umfassendes, kriminelles Kartell errichtet.

Es könnte ein Faschingsscherz sein

Da ich auch Mitarbeiter des Italienischen Rundfunks RAI in Bozen bin, wurde ich verpflichtet, »Neue vorbeugende Bestimmungen gegen das Mafia-Verbrechertum« und gegen andere schwerwiegende, für die Gesellschaft bedrohliche kriminelle Erscheinungen zu beachten. Es wurde von mir ein behördlicher Nachweis verlangt, »daß kein Verfahren wegen Mafia-Verbrechen gegenwärtig anhängig ist«. Die Bestätigung wurde gegeben. – Ich bin also kein Mafioso.

⌘

Breitwegerichblätter bei leichten Verwundungen

Mit einem sauberen Taschentuch gut gereinigte und zerknitterte Breitwegerichblätter auf blutende leichte Verletzungen gelegt und befestigt, bringen das Bluten rasch zum Stillstand. – Dies verhindert gleichzeitig auch unliebsame Eiterbildung.

Hilfe zur Abheilung von Wunden

Durch äußere Gewaltanwendung kommt es zur Zerstörung von Gewebeteilen. Außerdem schmerzen die Verletzungen oft erheblich. – Lavendelöl schafft Abhilfe: 80 g getrocknete Lavendelblüten in ½ l kaltgepreßtem Olivenöl 4 Wochen lang ansetzen, dann abseihen und kühl lagern. 6mal täglich die betroffenen Stellen damit einreiben.

Fehlt die Männlichkeit

Es müssen Nashörner sterben, bloß weil exotische Tabletten aus ihren Ursprungsländern China, Korea oder Taiwan versprechen, sie könnten bei Impotenz Abhilfe schaffen. – Die Nashörner gehören zu einer sehr alten Tierfamilie, die bereits im Eozän, vor 58 Millionen Jahren, aufgetaucht ist. Jetzt steht sie vor dem Aussterben. Tummelten sich 1963 noch 100.000 Stück Nashörner in den Savannen Afrikas, so sind in der Zwischenzeit 97.600 abgeschossen worden. Nur mehr ein kläglicher Rest von 2400 Exemplaren ist übriggeblieben.

Rhinozerosse, urtümlichste Tiere

Nashörner sind plumpgebaute Dickhäuter von ziemlich bedeutender Größe, ausgestattet mit besonderen Merkmalen: Einem auffallend gestreckten Kopf, dessen vorderer Gesichtsteil ein Horn oder zwei hintereinanderstehende Hörner trägt. Einem größtenteils unbehaarten Leib, kurzem Schwanz und kurzen, stämmigen Beinen, deren Füße vorn wie hinten drei mit Hufen umkleidete Zehen haben.

Diese Tiere waren einst in Südasien, aber auch auf den Sundainseln daheim.

Das Horn wurde ihnen zum Verhängnis

Es soll von Natur aus den bis zu zwei Tonnen schweren »Ungetümen« zur Verteidigung gegen Löwen oder Hyänen dienen. Das Rhino-Horn gewann aber in den letzten Jahrzehnten für den Menschen an Bedeutung. Es wurde in pulverisierter Form weltweit angeboten.

In Jemen werden die Hörner der dafür getöteten Tiere für Griffe traditioneller Dolche verarbeitet.

Dickhäuter sollen weiterleben

Die Rhinozerosse zählen zu den meistgeschützten Tierarten der Welt. Doch die Preise, die am Schwarzmarkt für Hörner bezahlt werden, ließen Wilderer die Gesetze vergessen. Vor allem in asiatischen Ländern kümmern sich bloß wenige um die Vorschriften. So werden die Dickhäuter bald nur mehr in der Gefangenschaft zu bewundern sein. Wer trägt dafür eine größere Verantwortung, der Erzeuger oder der Käufer? ...

Verantwortung tragen

Ohne Geist ist alles unwürdig beim Menschen. Und ohne Liebe und Begeisterung ist alles kraftlos und steril. Verantwortung zu tragen, heißt aber noch etwas anderes, heißt Verantwortung zu übernehmen. Nicht nur auf sich allein schauen – auf seine Selbstbefriedigung –, sondern den Menschen neben sich und die Umwelt lieben wie sich selbst.

⌘

Geregeltes Familienleben

Dasein für den Ehepartner, das ist praktische Liebe im Alltag. – Natürliche, gesunde Kost und tägliche körperliche Ertüchtigung sowie Aufenthalt in frischer Luft sind natürliche Voraussetzungen zur vollen Entfaltung und Erhaltung der Manneskraft.

Praktische Hilfen

Sabal-serulata-Präparate: Ein galenischer Auszug aus der Sägepalme. Davon nimmt man längere Zeit hindurch täglich 3mal 15 Tropfen ein.
Kaltwaschungen der Innenseite der Schenkel: Täglich einmal durchführen. Abtrocknen und anschließend mit Rosmarinöl einreiben.
Als tägliches Getränk Kräutertees heranziehen: Bohnenkraut im Heißaufguß. Eine Abkochung von Liebstöckel- oder Petersilienwurzel.

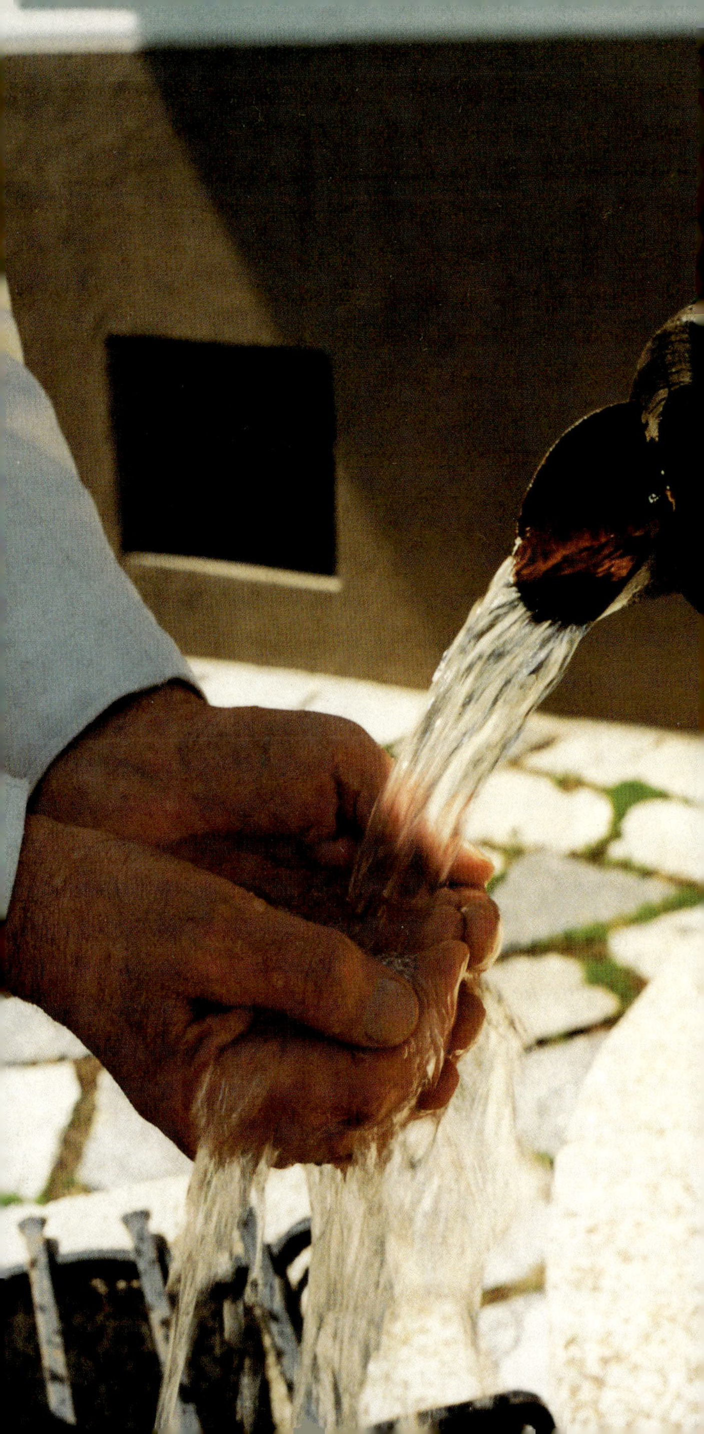

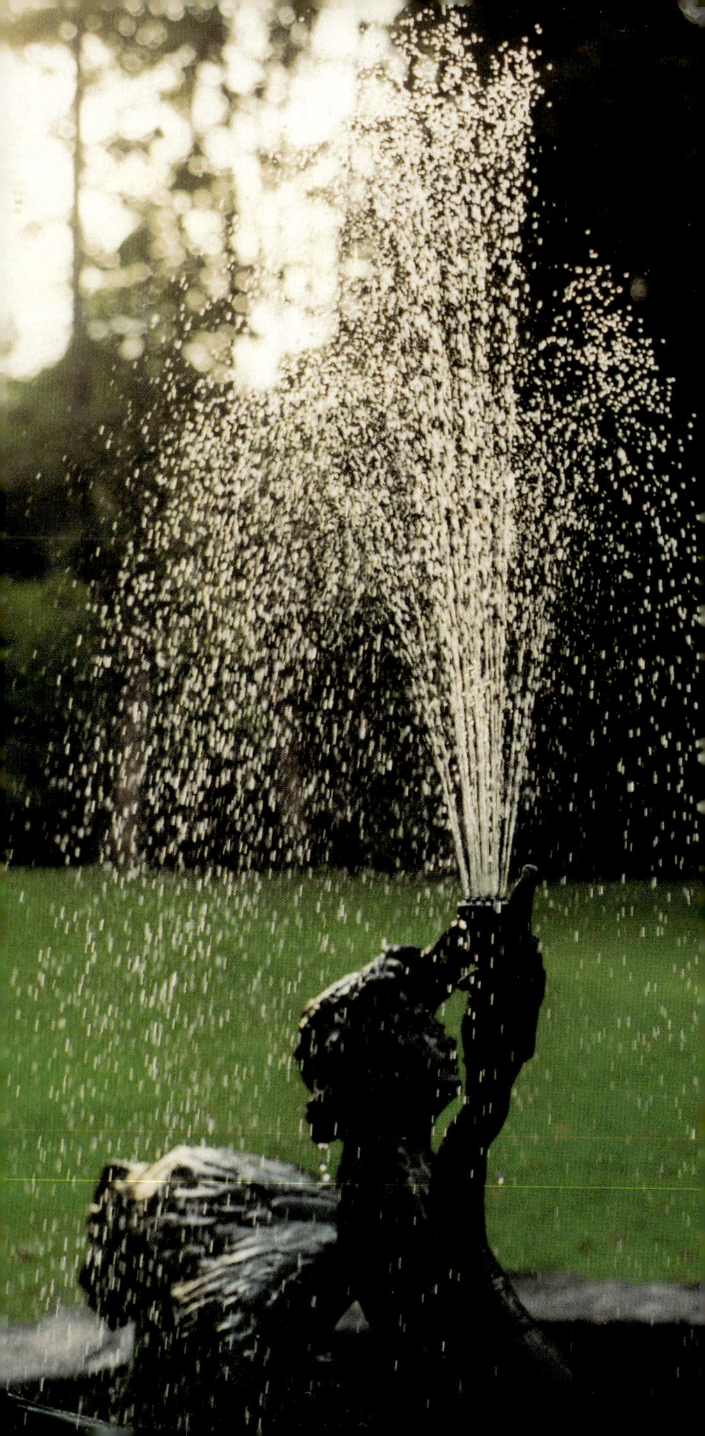

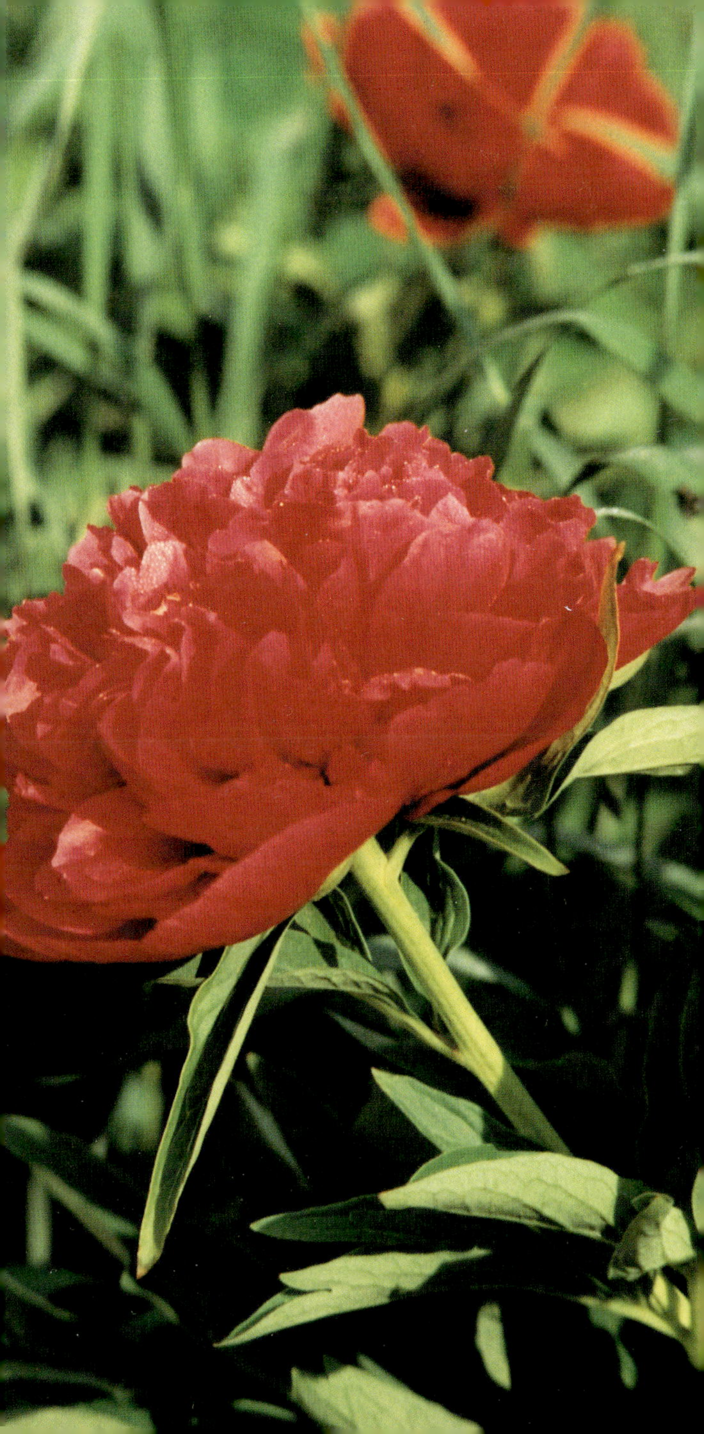

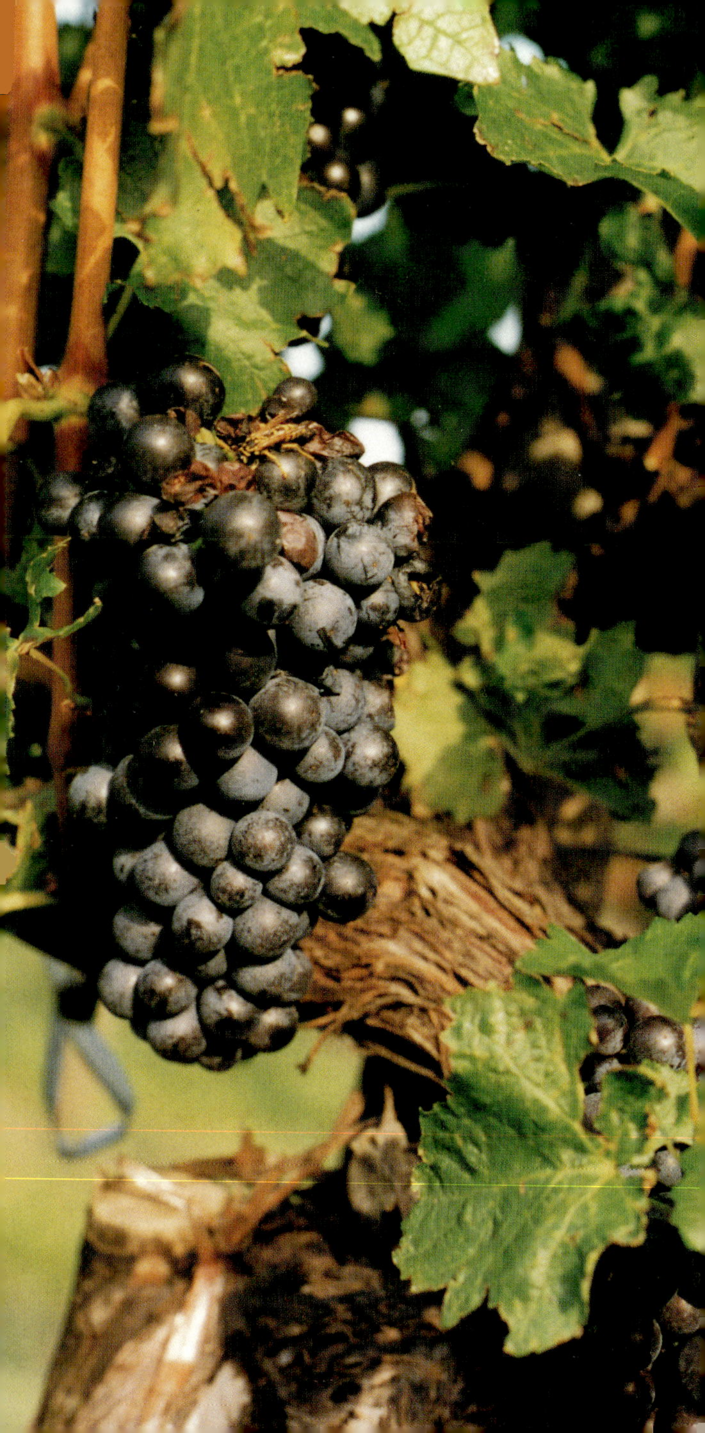

Im Lichte der Natur

Hartnäckig heftet sich die Werbeagentur an meine Fersen. Ein sehr wichtiges Gespräch hätten sie mit mir vorgesehen, wie mir mitgeteilt wurde.
»Wichtig ist im Leben nur eines«, sagte mein Vater stets, als ich noch ein kleiner Bub war: »So leben, daß man einmal ruhig sterben kann.«
Bei einem Direktgespräch erfuhr ich dann von besagter Werbeagentur: sie suchten eine lebende, blühende Blumenwiese, auf der Salbei, Pfefferminze und Kamille fein nebeneinander mitten im saftigen Grün stünden und in der Sonne prangen. Eine wahre Pracht für das Auge.

Ein wenig viel verlangt, mußte ich gestehen

So eine Wiese – auch wenn es Anfang des Sommers war – kannte ich nicht. Erstens war die Heuernte bereits vorbei. Zweitens gehen die Kräuter nicht auf den Pfiff.

Im Auftrag einer Zahnpasta-Firma

Alles im Leben ist in verwirkter Abhängigkeit miteinander verbunden. Dankbar ist man, wenn so manches klappt.
Und es klappte auch in diesem Fall, auf meinen Rat hin. In einem Klostergarten fand man die Kräuter. Aber nicht gerade nebeneinander auf blühender Wiese ... Fotografieren, kombinieren, arrangieren und improvisieren, auch so kam man ans Ziel.

Paracelsus wußte es

»Kinder müssen eines nach dem anderen im ›Lichte der Natur‹ lernen, das in allen Dingen liegt, damit hervorkomme, was verborgen ist.«

Lebendiges Bewußtsein der Zusammengehörigkeit

»In der Laienwelt ist der Sinn für christliche Gemeinschaft erwacht. Die Kirche ist viel bewußter gemeinsames Gut von Priester und Laien geworden, und man hat es verstanden, daß wir gemeinsam unsere Probleme durchdenken und den gleichen Angriffen die Stirne bieten müssen.« Von keinem Geringeren stammen diese Worte, als von Belgiens Kardinal Léon-Joseph Suenens.

⌘

Aus drei wird eins

Pfefferminze regt die Schleimhäute an. – Kamille beruhigt. – Und Salbei baut Entzündungen ab. – Alle drei aber gemeinsam verleihen Atemfrische und töten Bakterien.

Kräutermischungen haben ihren Sinn

Seit Jahren vertrete ich in der Volksheilkunde einen Grundsatz, der uralt ist, und der heißt: »Einigkeit macht stark.« – Und das mit Recht, denn Kräutermischungen haben viele Vorteile: In ihnen vereinen sich verschiedene Kräfte, die alle auf ein Ziel hin ausgerichtet sind, dem Körper in einem bestimmten Anliegen zu Hilfe zu kommen. Die Erfolge, die ich mit meinen Mischtees aufzuweisen habe, bestätigen mir dies immer wieder.

Bei schlechtem Mundgeruch

Hilft ohne Zweifel diese Dreiermischung: Salbei, Pfefferminze und Kamillenblüten zu gleichen Teilen. 1 voller EL der frischen oder getrockneten Kräuter wird mit $^1/_4$ l kochendem Wasser übergossen. 15 Minuten ziehen lassen, abseihen. Morgens nach dem Aufstehen trinken. – Der gleiche Tee kann auch äußerlich zum Gurgeln und Mundspülen verwendet werden.

Verdecktes Erkennungs-Zeichen

Ein vollbeladener Laster mit Sand. Die Schaufel des Greifarms verdeckt das amtliche Erkennungszeichen des Wagens.
Ich war unterwegs, frühmorgens, zum Gottesdienst. Fuhr hinter dem Fahrzeug her ... und ließ meiner Phantasie freien Lauf.

Augen und Ohren, Eingangstore zur Seele

Mit seinen Sinnen vermag der Mensch die Welt zu betrachten. – Sehen, urteilen und handeln. – Und so kann er als vernunft-begabtes Wesen in ihr die »Spuren Gottes« erblicken.

Marksteine haben Sinn und Aufgabe

Sie sollen das Grundstück kennzeichnen und die Abgrenzung kundtun. Damit aber sind Rechte und Pflichten verbunden.
Die Trennung zwischen Mein und Dein wird klar ausgesprochen. – Das räumt dem Eigentümer eine bestimmte Freiheit über die Verfügung und Benützung ein, gleichzeitig wird auch eine klare Trennlinie gezogen.

Geiz und Neid sind Übel

... vor allem dann, wenn zwei Wiesen aneinanderstoßen. Der eine Bauer pflegt sie gut und wird mit üppigem Graswuchs belohnt. Der andere hingegen läßt sich nur bei der Mahd und beim Heuen anschauen. Da will er aber »ordentlich abräumen«.
Den Faulen fraß nämlich der Neid, und so mähte er immer vor dem Fleißigen und soweit wie möglich in den Grasbestand des Nachbarn hinein. Das brachte ihm einige Fuder Heu mehr ein.

Da beide Marksteine weit auseinander lagen, war man von der diebischen Seite her der Meinung, daß Übergriffe unbemerkt bleiben würden. Sie blieben es aber nicht.
Das Jahr darauf bekam der Geschädigte zufällig neue Eggen als Arbeitsgerät. Und da fielen ihm nur so »zufällig« einige der alten eisernen Eggenzähne der Grenzlinie entlang auf den Boden. Der »Zufall« wollte es weiters, daß sie sich mit den Spitzen fest in den Boden verbohrten.

Und das traurige Endergebnis?

Bei der nächsten »Diebsmahd« waren die Sensen kaputt. – »Besser wär's gewesen, die Grenzen zu beachten.« So habe ich es von meinem Vater gehört und gelernt.

⌘

Zitronensaft bei Halsentzündung

Den Saft 1 Zitrone mit 1 Tasse heißem Wasser verdünnen. Gut warm 3mal täglich mit dieser Mischung gurgeln. Die Anwendungszeit soll nicht weniger als 3 Minuten betragen.

Salbeitee bei trockener Nasenschleimhaut

Inhalationen mit Salbeitee sind sehr zu empfehlen. Sie gelten als allgemein heilsam, so auch bei Nasenschleimhaut-Entzündung.

Vermehrtes Schwitzen

Es ist überall dort angezeigt, wo sich dadurch krankhafte Zustände erleichtern lassen. Das gilt auch für Halsentzündung. – Vor dem Schlafengehen rasch und sehr warm 1 Tasse Lindenblüten-Tee trinken.

Ein seltsamer Toter

Hand aufs Herz, bist du ein Egoist? Ein Ich-Mensch, rücksichtslos, anspruchsvoll, herrisch, überheblich, grob und stolz.
Oder hast du dich entschlossen, ein dienender, demütiger und liebender Mensch zu werden?
Ein Mensch, der ein Herz hat für seine Mitmenschen, für Tiere und Pflanzen.

Auf der Thayataler Bundesstraße

Knapp außerhalb einer Stadtgrenze bewegt sich gegen zwei Uhr nachts ein langer, schlanker Körper. Der Kopf ist oben abgeflacht. Die Augen und die Ohren sind klein. Die Beine kurz und kräftig. Die Tasthaare an der Oberlippe stark entwickelt.
Zwischen den je fünf Zehen aller vier Füße sind nackte Schwimmhäute ausgebildet, die das Tier eindeutig als Fischotter erkennen lassen.
Da die Ranz dieser Marderart an keine bestimmte Jahreszeit gebunden ist, dürfte es sich um die Weibchensuche eines Rüden gehandelt haben. Der von der Deutschen Thaya querfeldein auf dem kürzeren Weg in die Mährische Thaya wechseln wollte. Dabei kam er einem nächtlichen Fahrer in die Quere, der sein Schicksal besiegelte.

Der seltsame Tote blieb auf der Straße liegen

Ein nachkommender Fahrer sah ihn. Zerrte ihn in den Straßengraben. Dort entdeckte ich ihn, den Leblosen, wenige Stunden später.
Wieder ist die Wildnis unserer Heimat um ein seltenes Tier ärmer geworden. Ein Tier, das – vom Aussterben bedroht – sich bei uns einbürgern wollte. Aber anstatt einer Heimat fand es den Tod.

Ganzjährige Schonzeit der Fischotter

Strenger Schutz ist erforderlich, denn die Tiere sind rar geworden. Die Gefahren des Aussterbens liegen heute nämlich in der Lebensraum-Zerstörung. Es fehlen reine Flüsse mit natürlichen Ufern. Zoologische Gärten, die ein Pärchen halten, pflegen es im Bewußtsein, einen kostbaren Schatz zu haben.

Ein erfüllter Wunsch

Nach einer Radiosendung im Landesstudio Tirol und vor einem Abendvortrag in Schwaz blieb mir gerade noch soviel Zeit, einen schon seit langem geplanten Besuch im Alpenzoo Innsbruck zu verwirklichen. – Der in Tirol bereits ausgestorbene Wassermarder vermehrt sich im Alpenzoo Innsbruck seit 1978 regelmäßig.
Sein kurzhaariges, dichtes Fell, die Schwimmhäute zwischen den Zehen, die unter Wasser verschließbaren Ohren und Nase sowie der flache Schädel zeigen seine Anpassung an das Leben im Wasser.

⌘

Heilkräftiges Rizinusöl

Entzündete Augen und Lidrandentzündungen, mit Jucken, Brennen und Anschwellen der Lider, sind keine Seltenheit. – 1 bis 2 Tropfen Rizinusöl nehmen und bei geschlossenen Lidern jeweils vor dem Schlafengehen einreiben.
Auf diese Weise hat sich die Anwendung von Rizinusöl bestens bewährt. – Wissen und nachahmen, das allein hilft.
Auch kleine, warzenartige Auswüchse am Lidrand verschwinden nach einigen Wochen zur Gänze.
Gleichzeitig bekommen durch diese Kur die Wimpern ein seidiges Aussehen. Sie werden lang und kräftig. Bewahren ihren natürlichen Glanz.

Die Stellung des Menschen

Gottes Ebenbild sein. – Zu diesem Thema paßt kaum etwas anderes so gut wie der Vergleich, den der heilige Augustinus bringt. In seinen eigenen »Bekenntnissen« berichtet er über seine Entwicklung hin zu Gott. Er, der in leidenschaftlichem Erkenntnisdrang sich selbst und Gott sucht.

So der Kirchenlehrer Augustinus

»Wenn bei einem Ring die Fassung genau nach einem Edelstein angemessen ist, dann paßt nichts anderes hinein als eben dieser Edelstein. Nur der Stein, für den der Ring hergestellt worden ist, kann den ausgesparten Raum vollkommen ausfüllen.
Ist die Fassung viereckig, dann kann kein Stein, der eine andere Form besitzt, sie füllen. Unsere Seele ist nach dem Ebenbild Gottes mit einer Fassung geschaffen, die für Gott allein bestimmt ist. Deshalb kann auch unmöglich irgend etwas anderes ihre Fassungskraft voll ausfüllen, nicht Himmel und Erde, noch sonst etwas außer Gott allein.«

Ein falscher Weg führt zum falschen Ziel

Hat der einzelne Mensch, hat die Gesellschaft Gott aus dem Herzen und somit aus ihrem Blickwinkel verloren, dann ist die vorgegebene Ordnung zerstört. Und es darf uns nicht wundern, wenn wir Tag für Tag von so vielen Greueltaten hören.

Eine altjüdische Sage erzählt

Als der Herr Adam, den ersten Menschen, erschaffen hatte, nahm Er ihn und führte ihn an allen Bäumen vorbei und sprach zu ihm: »Schau meine Werke, wie schön und herrlich sie sind. Aber alles, was ich schuf, um deinetwillen habe ich's geschaffen. So nimm auch zu Herzen, daß Du nicht Schaden anrichtest in meiner Welt und sie nicht zerstörest. Denn hast Du ihr Abbruch getan, ist keiner nach Dir, der es wieder gutmacht.«

Der Mensch zwischen Tier und Engel

Meine Augen gleichen Fenstern, welche die Schönheit Gottes durchscheinen lassen.
Und was ist mit meinem Gesicht, wenn es lächelt? Ein himmlischer Glanz geht von ihm aus.
Mit unseren Händen können wir Gesten machen, die Geistiges aussagen.
Der Mensch kann sich bewußt der Schönheit Gottes zuwenden. Er kann Ihn loben, preisen. Ihm danken. Ihn als Herrn anerkennen.

⌘

Ätherisches Öl vom Muskateller-Salbei

Dieses Öl zeichnet sich hauptsächlich dadurch aus, daß es öffnet und zur inneren Erkenntnis führt. Es hilft Vergangenes abzulegen. Neues zu erkennen und ihm entgegenzugehen. Es vermittelt Fröhlichkeit und Freude.

Die wunderschöne Staude wird bis 150 cm hoch

Sie ist in Staudengärtnereien zu bekommen. Liebt einen eher sandigen, mageren und kalkhaltigen Boden. Schon die geschlossene Blüte entfaltet, in der Hand fein zerrieben, ihren klaren, würzigen und luftigen Duft. Brechen die Blüten an einem warmen, sonnigen Tag auf, so ist ihre unmittelbare Umgebung mit einer frischen, milden Wärme erfüllt. Der Geruch, der von dieser Pflanze ausgeht, erinnert an Fenchel und Anis. Er erhebt, regt unsere Tatkraft an und macht aktiv.

Auf dem Trampelpfad

Vor mehr als hundert Jahren bereits erschien das »Illustrierte Thierleben« von Alfred Edmund Brehm. Eine unumstrittene Spitzenleistung, die bis heute kaum an Aktualität verloren hat.
Brehms Anliegen von damals war es, das Leben und Treiben der Tiere wissenschaftlich zuverlässig und umfassend darzustellen. Ein Anliegen, das auch in der heutigen Tierforschung von Gültigkeit ist.

Mit Anbruch der Nacht

Da geht das Nashorn auf Weide aus. Es äst sowohl in den dichten, anderen Tieren kaum zugänglichen Wäldern, als auch auf offenen Ebenen.
Durch das verschlungene Dickicht bahnt es sich mit größter Leichtigkeit einen Weg. Die Zweige und dünneren Stämme müssen der in Bewegung gesetzten Masse weichen.

Rücksichtslos nach vorne streben

In den Dschungeln Indiens sieht man vom Nashorn herrührende lange, schnurgerade Wege, auf denen alle Pflanzen seitlich niedergebrochen sind, und der Boden zusammengestampft ist. Im Inneren Afrikas gewahrt man ähnliche Gangstraßen, welche man als Wege dieses Tieres erkennt, wenn die Bäume rechts und links umgebrochen sind.

Elefanten haben eine andere Technik

Die Wege der Dickhäuter sind umsäumt von Stämmen. Sie haben die Hindernisse ausgerissen, entlaubt und dann auf die Seite geworfen. – Im übertragenen Sinne findet man das bei Menschen, die ihren Aufstieg mit Ellbogen-Technik anstreben.

Tätige Liebe gegenüber dem Nächsten

Sowohl im Hilfehandeln des einzelnen und der Gemeinde, als auch in der organisierten Hilfeleistung verwirklicht sich die Kirche als »Kirche der Liebe«, als »dienende Kirche« und als »Kirche der Armen«. Die aufrichtet und nicht bricht. Hilft und nicht niedertrampelt.

Egoismus – der Tod der Liebe

Die Ich-Sucht ist der größte Feind der Liebe. Sie schadet ihr, zerstört sie. Der Egoist richtet sich sein Leben zurecht. Trampelt um sich herum alles zusammen. Nimmt kaum Rücksicht auf andere. Wird blind für die Bedürfnisse des Nächsten. Sieht nur seine eigenen Vorteile.

⌘

Die Heilkraft der Vogelmiere

In der Vogelmiere vereinen sich Schleim und Mineralsalze. Dadurch kommt ihre Wirkung auf die Sinnesorgane der Haut, aber auch auf Blut und Atemprozeß zustande.

Vogelmieretee

5 g des frischen, gereinigten und zerkleinerten Krautes mit $^1/_4$ l kochendem Wasser überbrühen, 15 Minuten ziehen lassen, abseihen. Täglich nicht mehr als 2 Tassen trinken.

Noch wertvoller

Die Vogelmiere mit $^1/_4$ l heißem Rotwein, als Tagesquantum, zubereiten. Bei trübem Harn und bei schmerzenden, steifen, lahmen Gliedern hilfreich. – Bei Augenschwäche zusätzlich die Augen mehrmals täglich mit Vogelmieretee baden.

Die falsche Schau

Viele Tiere harren aus, bis die Nahrung zu ihnen kommt. Das reduziert den Energieverbrauch in der Suche. – Natürlich klappt das nur bei beweglicher Nahrung.
Der Trauerfliegenschnäpper sitzt in den Zweigen und wartet auf ein ihm nahekommendes Insekt, das er sich dann im geschickten Flug holt. Wichtig ist für ihn die Wahl der richtigen Warte.

Suchen und Ausschau halten

Andere Tiere wieder, darunter Greifvögel, Eulen und Raubtiere, kombinieren das Suchen mit dem geduldigen, stillen Warten.
Der Habicht sitzt mit Vorliebe in einer Baumkrone und hält Ausschau nach Beute. Ähnlich jagen der Waldkauz oder die kleinste Eule, der Sperlingskauz. Vom Beutetrieb bewegt, fliegen diese geschickten Jäger im suchenden Jagdflug und landen zwischendurch immer wieder auf schon oft bewährten Aussichtswarten. Von da aus starten sie auf vorbeikommende Beute einen Angriff.
Auch der Luchs sitzt gerne auf Baumstümpfen, umgefallenen Bäumen oder Felsen und wartet. Erspäht er keine Beute, so schnürt er wieder suchend weiter.
Schlangen warten oft stundenlang reglos auf eine Erdmaus oder einen Grasfrosch.

Spinnennetze dienen als »Fangfallen«

Unter den Insekten sind ganze Gruppen gut auf eine Ernährungsweise in dieser Art angepaßt. Am weitesten getrieben haben es die Spinnen. Ihre Vielfalt an Fallen und Netzen ist kaum zu überbieten. Dem Besucher im Wald fällt am ehesten das Kunstwerk der

Radnetzspinnen auf. Besonders dann, wenn die dünnen, kaum sichtbaren Fäden durch anhängenden Tau in der Sonne wie Perlen leuchten.

Ein seltener Anblick

Eine Großtrappe in der Balz zu sehen, war mir vergönnt, unten im Burgenland, im Seewinkel. Ein Freund, der neben mir steht, reicht mir blitzschnell den Feldstecher. Er hat dieses Schauspiel schon des öfteren genossen.
Ich nütze die Gelegenheit. Halte das Gerät vor meine Augen und ... stelle ein. Aber welche Enttäuschung. – Ein winzigkleines Vögelchen im Visier. Da bemerke ich die »falsche Schau«. Drehe den Feldstecher um. Im richtigen Moment noch, denn kurz darauf ist das Balzspiel bereits vorbei. Und seine kräftigen Lauffüße tragen den Vogel rasch wieder weiter.

Den rechten Weg gehen

Früher nannte man Menschen, deren Alltag stark von Gott geprägt war, »Gerechte«. – Sie wollten den rechten Weg gehen. Wollten sich nicht von der »falschen Schau« leiten lassen.

⌘

Halsschmerzen mit Hausmitteln behandeln

Das in der Volksheilkunde meistgebrauchte Mittel gegen Halsweh ist das Gurgeln mit Obstessig. 1 TL auf 1 Glas Wasser genügt. Jede Stunde einen Mundvoll nehmen, gurgeln, hinunterschlucken. Noch einen Mundvoll nehmen, das gleiche wiederholen. Was das Hinunterschlucken des Gurgelwassers in diesem Falle betrifft, so ist man der Ansicht, daß auf diese Weise auch alle jene Teile des Rachens erreicht werden, die beim Gurgeln selbst unberührt bleiben. Sobald die Halsschmerzen nachlassen, genügt es nur mehr alle 2 Stunden zu gurgeln.

Herzlich willkommen

Weg vom Eingespannt-Sein in die Alltags-Kutsche. Hinein in das Frei-Atmen und den Froh-Flügelschlag meiner Seele ... Das hatte ich schon längst nötig. Der Gedanke, im Wallfahrtsort Alt-Ötting wieder geistliche Neuorientierung finden zu können, konnte nun Wirklichkeit werden.
Im Franziskushaus wurde mir das Zimmer 140 zugewiesen. 3 mal 7 Meter, mit Blick in den Park, war es für mich eine wahre Einsiedelei. Bereit, Ruhe und Frieden aufzubieten. – Mehr wollte ich ja nicht. Ich nahm das Entgegenkommen dankbarst an.

Auch eine kleine Geste kann Freude schenken

»Herzlich willkommen!« So sagte es das Schmuckkärtchen auf dem einfachen, schlichten Tischchen. Das Wertvollste, das eben der Mensch hat, ist nicht sein Besitz, sondern seine Zuwendung anderen Menschen gegenüber. Und dazu zählen auch die Besucher. Herzlichkeit ist ein äußeres Zeichen innerer Bereitschaft tätiger Liebe.

Der Zettel auf dem Tisch der Mutter

Ein zwölfjähriger Bub richtete eines Tages schriftlich an seine Mutter die Frage: »Warum nimmst Du mich nicht jeden Tag mindestens dreimal fest in die Arme und zeigst mir, daß Du mich lieb hast?«
Wie wird die Mutter darauf reagieren?

Ein andermal fragte der Bub

»Warum reden unsere Verwandten, wenn sie uns besuchen kommen, so viel von Besitz, Verdienst und Geld, Essen und Trinken und nie von Vögeln, Schmetterlingen oder Blumen?«

Reichtum, Ansehen, Macht

»Alles ist unbedeutend und nichtig gegen die Größe des Herzens. Das Herz allein ist das einzige Kleinod auf dieser Welt.« Diese Worte stammen von Adalbert Stifter.
Und der heilige Augustinus sagte: »Nicht Worte sucht Gott bei dir, sondern das Herz.«
Froh sein sollen wir über den Geist in uns.

⌘

Heimat für Heimatlose

Es ist noch nicht sehr lange her, da wuchsen in fast jedem Dorf Pflanzen, die heute vielen Menschen kaum mehr vom Ansehen, geschweige denn vom Namen her bekannt sind und in welchen Leiden sie uns als Hausmittel behilflich sein können.

Die Größe des Herzgespanns

Das »Herzgold« oder der »Löwenschwanz« ist eine stattliche Pflanze von 1,20 m Höhe. Zur Blütezeit gesammelt und im Schatten getrocknet, kann sie als Hausmittel gute Dienste leisten.

Zubereitung und Anwendung

2 TL der zerkleinerten Pflanzenteile mit $^1/_4$ l kochendem Wasser übergießen, 15 Minuten ziehen lassen, abseihen. – Früh, mittags und abends je 1 Tasse langsam und schluckweise trinken.

Ein treuer Helfer im Hause

Herzgespann bringt Hilfe bei starkem Herzklopfen.
... des weiteren bei Herzunruhe, aber auch bei depressiven Zuständen, die von Herzkranzgefäßverengung herrühren.

»A schöne Leich«, sagt man

»Schön, gut und wahr.« Je mehr wir über diese drei Ausdrücke nachdenken, desto mehr erkennen wir eines: »Stammeln« kann man nur, wenn man bedenkt, was unsere Augen sehen, unsere Ohren hören, unsere Sinne wahrnehmen und unser geistiges Empfinden fühlt. Wir stehen dabei an den Grenzen zwischen Endlichem und Unendlichem.

Nur Einer ist wahr, gut und schön

Jesus antwortet dem reichen jungen Mann auf die Anrede »guter Meister« mit dem Satz: »Nur einer ist gut, Gott.«
So können wir letztlich auch die Frage nach dem Schönen einzig und allein mit dem Satz beantworten: »Nur einer ist schön, Gott!«
Und ebenso lautet die Antwort auf die Frage nach dem Wahren: »Nur einer ist wahr, Gott!«
Im Unendlichen, im Göttlichen liegt die Quelle des Wahren, des Guten, des Schönen.
Noch mehr. Gott ist die unendliche Fülle des Wahren, des Guten, des Schönen.

Abglanz des göttlichen Seins

Alles wirklich Gute, Wahre und Schöne in der Schöpfung, im Wesen, im freien Tun und Schaffen des Menschen ist ein kleiner Abglanz des göttlichen Seins. Ein Strahl des ewigen Lichtes.

So vieles nennen wir gedankenlos »schön«

»Schönes Wetter« gefällt den Urlaubern und füllt die Kassen der Fremdenverkehrswirtschaft. – Die Bauern hingegen fragen sich sorgenvoll: »Kann's nimmer regnen?«

»A schöner Wag'n«, sagt der Autobesitzer und freut sich, daß er nicht mehr zu Fuß gehen braucht. – Ein anderer schimpft: »So eine Stinkkiste.« Weil die Luft verpestet wird.
Wir Österreicher reden gern von einer »schönen Leich«. Wobei nicht der Leichnam des Verstorbenen gemeint ist, sondern ein recht prunkvolles Begräbnis, mit Musik und Grabgesang, mit vielen Teilnehmern und »schmalzigen« Lob-Grab-Reden.

Das Wort »schön«

Wird oft sehr oberflächlich und unpersönlich ausgedrückt. Exakt meint man damit: »Das gefällt mir.« – »Ganz schön« wird unser Leben erst dann werden, wenn wir das eigentliche Ziel des Lebens erreicht haben, wenn wir im »Himmel« sind und Gott sich uns in Seiner Fülle ganz schenken wird.

⌘

Desserts nach Eiweißmahlzeiten

Sie sind besonders wertvoll, weil sie die Verdauung auf natürliche Weise anregen und fördern.

Apfelmus tut jedermann gut

Äpfel werden geschält, mit wenig Wasser weich gedünstet. 1 Stück Zimtrinde und einige Gewürznelken mitkochen. Passieren, etwas echten Bienenhonig und ein wenig Zitronensaft unterrühren. Mit geröstetem Sesam garnieren.

Die Zeit der Traubenernte nützen

Regelmäßig nach den Mahlzeiten gut gereinigte Trauben servieren – am besten sind solche aus natürlichem Weinbau – und nach Möglichkeit dunkle Sorten. Es ist dies ein hervorragender Jungbrunnen für Kranke und Gesunde.

Die Frucht deines Geistes

Tiere können nicht sprechen. Sie besitzen ein inneres Gespür, das sie in Augenblicken panischer Angst vor Katastrophen blitzschnell agieren läßt. – Rinder und Schweine springen über sonst unüberwindbare Hindernisse. Fische ziehen ihre Körper ruckartig zusammen und katapultieren sich aus dem Wasser heraus. Die als ruhig bekannten Pferde gebärden sich wie wild in ihren Ställen. Mäuse und Ratten verlassen ihre Schlupflöcher und laufen in Scharen über freie Flächen. Hunde und Katzen rennen hektisch herum und verkriechen sich schließlich in einem dunklen Winkel.

Mächtiger als jedes Schwert ist das Wort

Es kann über Leben und Tod entscheiden. Jeder, der reden kann, trägt dieses Macht-Werkzeug mit sich. Er kann ermutigen, kann trösten, Mut und Zuversicht schenken. – Worte können aufrichten und die Sonne an düsteren Tagen hell in die Herzen der Menschen leuchten lassen. Sie können den Himmel auf die Erde tragen, aber auch die Hölle erleben lassen. Worte vermögen aus dir einen Boten Gottes oder einen Sklaven Satans zu machen.

Jesus ist ein Meister des Wortes

In den Gleichnissen zeigt sich deutlich, wie Jesus die Kunst der Darstellung beherrscht. Er schildert menschliche Leidenschaft, wie sie die Zuhörer alle kennen. Und die sie im Herzen mitfühlen.

Aber auf einmal blitzt mitten in der Leidenschaft etwas ganz anderes auf ...

Da wird die Leidenschaft durchlässig für das Gute. Da verwandelt sie sich in Leidenschaft für Gott.

Wie dein Geist, so dein Wort

»Alles, was es Glänzendes, Ehrenvolles, Köstliches auf dieser armen Erde gibt, ist nichts im Vergleich zur Heiterkeit eines befriedeten Geistes.« Der heilige Franz von Sales drückte dies aus.

Ein freundlicher Gruß

Die Gelegenheit, den Menschen große Dienste zu erweisen, ist nicht sehr häufig. Dagegen kann man auf Schritt und Tritt jemandem eine kleine Freude machen, wenn es auch bloß ein freundlicher Gruß oder ein nettes Wort wäre. In manches einsame und freudenarme Dasein fällt so ein froher Sonnenblick, der Helle bringt.

⌘

Kittharz der Bienen oder Propolis

Es ist auf eine so deutliche Weise entzündungshemmend, daß es von Naturmedizinern anstelle starker Antibiotika genutzt wird. Seine Heilkraft beruht auf der optimalen und harmonischen Abstimmung der Inhaltsstoffe.

Propolis ist vielseitig wirksam

Propolis wird eingesetzt bei fast allen Hauterkrankungen, bei Flechten und Pilzinfektionen ebenso wie bei Akne. – Vorbeugend hat sich Propolis gegen Grippe und Erkältung als sehr vorteilhaft erwiesen. Aber auch frühzeitiges Altern soll sich damit verhindern lassen.

Bei Bronchial- und Asthmaleiden

In beiden Fällen bereitet man im Heißaufguß 1 Tasse Kamillentee vor, gemischt mit 20 bis 30 Tropfen Propolis-Tinktur. Das Ganze jeweils vor den Mahlzeiten schluckweise trinken.

Bis ins Herz der Erde

Das Leben zerfällt in zwei Hälften, in eine irdische und eine himmlische. Und das Haus – das eigene Daheim – erscheint schauenden Herzen als der stille, verschollene Mittelpunkt der Welt. Umgeben von himmlischen Heerscharen. Überstrahlt vom Stern von Bethlehem.

Die Weihe der Nacht

Wir selbst spüren uns auf eine unverlierbare Weise eingebettet in eine göttliche Vaterhand. Aus der uns kein Leben und kein Tod jemals würden vertreiben können. – Die Weihe der Nacht, in der der Welt die Rettung kam, strahlt ihren Segen aus. Und dieser Segen schenkt Leben, das auch verdorrte Herzen wieder in Schwung bringen kann.

Des Baumes Wurzel und Krone

Die indische Tradition stellt seit ältester Zeit den Kosmos in der Gestalt eines umgekehrt stehenden riesigen Baumes dar.
Dieser taucht seine Wurzel in den Himmel und breitet seine Zweige unter der Erde aus.
Auch der italienische Dichter Alighieri Dante schildert die Himmelssphären in ihrer Gesamtheit als Baumkrone, die die Wurzeln nach oben trägt.

Ausdruck einer höheren Macht

Jeder Baum ist von »heiligen« Kräften erfüllt. Durch sein alljährliches »Sterben« und »Wieder-Auferstehen« bekundet er eine außermenschliche Wirklichkeit. – Er wiederholt das im Kleinen, was im Kosmos als Ganzes vor sich geht.
Darum gilt der Baum als Symbol des Alls.

Die geistige Wirklichkeit des Baumes

In der Geschichte einer jeden Religion, in den Volksüberlieferungen, in der Archäologie und Kunst der ganzen Welt findet man heilige Bäume. – Der Baum ist den alten Völkern Offenbarung Gottes. Ist ihnen Bild des Kosmos, Symbol des Lebens, Mittelpunkt der Welt. Sinnbild der sich stets erneuernden Natur. Niemals ist ein Baum um seiner selbst angebetet worden, sondern um dessen willen, was er bedeutet und offenbart. Denn unter seiner materiellen Gestalt verbirgt sich eine geistige Realität.

Der Weihnachtsbaum

Er wird zum Lichterbaum, der uns den Weg nach vorne lichtet und erleuchtet. Und wenn die Kinder, die kleinen und die großen, um ihn herum aus Freude erstrahlen, dann läßt er so richtig erkennen, was Liebe ist und was sie vermag. Sie versteht hineinzuleuchten in die dunkelsten Tiefen eines jeden Menschen. Ja sogar bis ins Herz der Erde.

⌘

Weißkraut-Saft und seine Heilkraft

Unzählige Menschen leiden unter Magenschleimhautentzündung, Magen- und Zwölffingerdarmgeschwüren. Viele Heil- und Linderungsmittel sind dafür auf dem Markt. Ihnen kann man ein altes und bewährtes Hausmittel zur Seite stellen, den Weißkraut-Saft. – Die Wissenschaft bestätigte die Wirkung. Man fand im Weißkraut einen Wirkstoff, den man als Anti-Ulkusfaktor bezeichnet.

Kur mit Weißkraut-Saft

Mit Hilfe eines Entsafters aus Krautblättern den Saft bereiten. – 14 Tage lang täglich 1 l Saft auf den ganzen Tag verteilt trinken. Saures Aufstoßen läßt bald nach und Geschwüre heilen rasch aus.

Glück wünschen, Prosit sagen

Das alte Jahr geht zur Neige, ein neues steigt herauf. Nachtdunkel ist die Zeit. Aber das warme Leben schlummert und wartet. Tief unten im Schoß der Erde. Tief drinnen in den Knospen an Baum und Strauch. Zutiefst im Herzen der Menschen. – Alles harrt der Neugeburt aus dem Urgrund allen Werdens.

Die Zeit der Einkehr ist es

Sie ist zugleich auch die Zeit des schönsten Erwachens, in der Natur und im Menschenleben.
In der tiefsten Nacht wird der Winter überwunden. Und während die Sonne im kleinsten Kreis um unsere Erde wandert, fühlen wir, wie all unser Leben miteingeschlossen liegt in diesem engsten Ringe der dunklen Zeit.
Eine Zeit, in der alle Wege nach innen führen.

Die Mittwinterzeit

Von alters her erlebt der Mensch in unseren Breiten in den dunklen, kurzen Tagen der Weihnachtszeit diesen »Weg nach innen«. – »Einwärts« nannten unsere Ahnen diese Mittwinterzeit.
»Einwärts?« Das heißt Besinnung auf uns selbst. Besinnung auf die innersten Bindungen unseres Lebens: auf die Familie, auf unsere Freunde. Und auf alle jene, die mit uns teilen, sich mit uns freuen und auch mit uns leiden.

In der Silvesternacht

Da geht einer alten Sage nach die Schicksalsfrau, die gütige, mütterliche Frau Holle, mit den Ungeborenen über das stille Land.

Wiegt sich nicht in der Dunkelheit und unterm Schnee der Weihnachtszeit in goldener Wiege – in Keim und Knospe – alles kommende Leben?

In den Rauhnächten

Halten nicht nach altem Volksglauben in den zwölf »Rauhnächten« der Mittwinterzeit die Toten Einkehr bei den Lebenden, um ihnen beizustehen in den Stürmen des Jahres und im Kampfe für das Licht? Bringen sie nicht den schlafenden Feldern das Heil und die Kraft künftiger Ernten?

Die Zeit bestimmt unser Dasein

»Kostbar ist mir jeder Tropfen Zeit«, sagte der heilige Augustinus.
Im geistlichen Leben kommt es nicht darauf an, die Zeit chronometrisch zu beobachten, sondern alles Gewährte anzunehmen und zu nutzen. »Es kommt die Stunde, und jetzt ist sie da.« (Joh 4, 23).
Wer die Zeit als Geschenk bekommen hat, ist auch zur Freiheit berufen und kann dazu beitragen, seine Leistungsfähigkeit zu verwirklichen.
Das Geschenk der Zeit befähigt uns auch zur Begegnung mit anderen Menschen und zur Liebe. Unsere Hoffnung ist es, daß unsere Zeit in die Hände des ewigen Gottes mündet.

⌘

Traubensaft-Kur

Alkoholfreien Traubensaft bekommt man naturrein bei vielen Hauern.

Roter oder weißer Traubensaft

Ein bewährtes Hausmittel, das die strapazierte Leber entlastet. – Kurmäßig über einen Zeitraum von 4 bis 6 Wochen wöchentlich einen Traubensaft-Tag einlegen, an dem auf 5 bis 6 Portionen verteilt ausschließlich 2 l Traubensaft getrunken werden.

Das Altern der Bäume

Die Zeit geht nirgendwo spurlos vorüber. Sie läßt allüberall ihre Handschrift zurück. Wir sprechen vom Wachsen, von der Entwicklung, vom Heranreifen. Vom Altern und Altwerden, dem letzten Endes ein Absterben folgt. – Dieser Kreislauf zieht bei allem Lebenden die gleiche Bahn. Beim Menschen, beim Tier und bei der Pflanze.

»Bäume wachsen nicht in den Himmel«, obwohl Bäume alt werden können, einige Arten sogar ganz außergewöhnlich. – Wird auch die endgültige Baumhöhe im wesentlichen schon im ersten Drittel der Lebensspanne erreicht, so nehmen doch die Durchmesser von Stamm, Wurzeln und Ästen bis fast zum Lebensende jedes Baumes zu.

Das hartnäckige sekundäre Dickenwachstum macht das möglich und schafft dann mit der Zeit jene gewaltigen Baumgestalten, die wir gelegentlich antreffen und bewundern können.

Ein hartnäckiger Lebenskampf

Er fordert alles heraus, Pflanze, Tier und nicht zuletzt den Menschen. Führt zur Bewährung, zum Überleben, Reifen und Fruchten.

Die weitaus überwiegende Zahl der Baum-Individuen wird bereits zu frühen Entwicklungsphasen das Opfer von Konkurrenz-Einflüssen.

Sind die Baumpflanzen noch sehr klein, werden sie von Gräsern und Sträuchern überwältigt. – Erreichen sie größere Höhen, dann sind es die Nachbarn oder gar die eigenen Mutterbäume, die ihnen das Licht, vor allem aber auch die Feuchtigkeit streitig machen. – Auszehrung und stiller, von niemandem beachteter Tod sind die Folge.

Schicksalsschläge bleiben keinem erspart

... auch nicht den Bäumen. Denn der Gefahrenquellen sind es viele: Sturm, Schneedruck, Blitz oder auch Feuer gehen nicht spurlos vorüber. Sie fordern ihren Zoll.
Die Umweltverschmutzung kann für ganze Landstriche das Waldsterben bedeuten.
Der Borkenkäfer und die Raupenplage beängstigen den Forstmann.
Das Los, das den meisten Bäumen unseres Wirtschaftswaldes widerfährt: Sie werden schon lange bevor das Alter ihnen ernsthaft zu schaffen macht, vom Menschen gefällt.

⌘

Der gesundheitliche Wert des Baum-Umarmens

Alte Bäume – an die 80 Jahre – strömen eine heilende Kraft aus. Sie machen besinnlicher, innerlicher, lassen sich selbst finden. Heilen die Zerrissenheit, die Wurzel vieler Krankheiten in uns.

Jeder Baum hat seine spezifische Kraft

Linden führen hin zur Gemeinsamkeit.
Kiefern, Tannen festigen die Liebe.
Fichten nehmen den Eigendünkel.
Erlen lehren uns Gefahren abschätzen.
Ulmen oder Rot-Rüster bewegen zum Helfen.
Edelkastanien schützen vor Verzweiflung.
Eichen stählen die Hoffnung im Kampfe.
Apfelbäume läutern die Absichten.
Buchen bringen das Gute im Innern zum Wachsen.
Walnüsse lassen Ideale verfolgen.
Roßkastanien beseitigen Schwerfälligkeit.
Hainbuchen stärken die Kleinmütigen.
Espen bewahren vor vagen Befürchtungen.
Kirschbäume halten übermäßige Ängste fern.

Waldklima ist Heilklima

Bei einem Treffen von Ordensleuten ergab es sich, daß sich vier Patres in der Kapelle des Hauses befanden. Sie beteten das Brevier. Plötzlich geht das elektrische Licht aus. – Was nun? Fragen sich die vier Männer, die verschiedenen religiösen Gemeinschaften angehören.

Für den Benediktiner kein Problem. Er betet ruhig weiter. Kann er doch alles auswendig.

Der Dominikaner hält eine tiefgründige Meditation über die Bedeutung des Lichtes.

Der Franziskaner macht ein Nickerchen.

Und der Jesuit geht nach draußen und schaltet die Sicherung wieder ein.

Probleme müssen gelöst werden

Chronische Leiden nehmen in letzter Zeit lawinenartig zu. Erkältungs-, Herz- und Kreislaufkrankheiten, Fuß- und Beinleiden, Stoffwechselerkrankungen und Krebs sind die bekanntesten. Aber auch Darminfektionen, Husten und Verstopfung können zu einer lebenslangen Geißel werden.

Wo liegt die eigentliche Ursache?

Der ständige Aufenthalt in geschlossenen Räumen. Mangel an Bewegung, an Sauerstoff und Sonnenlicht. Dauernde Lärmbelastung. Die Atmung in schadstoffhaltiger Luft. Und nicht zuletzt der Verzehr denaturierter Nahrungsmittel. Das sind die Hauptursachen so vieler Leiden. Sie werden unter dem Sammelnamen »Zivilisationskrankheiten« geführt und sind oft mit innerer Unruhe und Lebensangst verbunden. Das »Älterwerden« wird davon stark überschattet.

Der Wald fördert die Gesundheit

All diesen Übeln kann ein regelmäßiger Abstecher in die Natur und ein Umgang mit der Natur spürbar entgegenwirken. Ganz besonders aber ein sinnvoll gestalteter Aufenthalt im Wald. Schon lange wissen die Ärzte, daß das Waldklima ein Heilklima ist. – Man spricht mit Recht vom »Erholungswald«.

Sinneseindrücke im Wald

Viel stärker als man es sich gemeinhin eingesteht, wird der Mensch seit eh und je von Emotionen bestimmt. – Eine positive Gemütsverfassung ist daher auch wesentliche Voraussetzung für die körperliche Gesundheit. Durch Erholung im Wald können beide gefördert werden. Gleichzeitig wachsen damit Wissen und Liebe zum Wald, und darauf ist wiederum der Wald angewiesen. Nur was einer kennt, das liebt er und ist bereit, es auch zu schützen. Und unseren Schutz braucht der Wald.

⌘

Fichten- oder Tannennadel-Bad

Von gefällten Bäumen zirka 15 cm lange Zweigenden abschneiden. Heimtragen, zerkleinern, ein 2-Liter-Gefäß zur Hälfte damit füllen, kaltes Wasser hinzufügen und zustellen. Kurz aufkochen, 15 Minuten zugedeckt ziehen lassen. Abseihen und dem Badewasser beigießen. – Diese Nadelbäder verschönern die Haut, helfen bei Asthmaleiden und Bronchialkatarrhen. Härten ab, machen den Körper widerstandsfähiger.

Fichtenharz kauen, stärkt den Darm

3 Wochen lang täglich morgens 1 erbsengroßes Stück Fichtenharz kauen. Gut einspeicheln und schlucken. Dies beugt inneren Geschwüren vor.

Auf der Suche nach Abwehr

Die Anfertigung eines Hexenschemels war nicht leicht. Und das in vergangenen Zeiten.

Es gehörten dazu neunerlei Nadelhölzer, nämlich Eiben-, Lärchen-, Föhren-, Fichten-, Tannen-, Latschen-, Zirben-, Seven- und Wacholderholz zum Verkeilen.

Alle diese Hölzer mußten in der Walpurgisnacht – vom 30. April zum 1. Mai – und in der Thomasnacht – 20. auf den 21. Dezember – mit der linken Hand zugeschnitten werden und die einzelnen Teile in der Christnacht während des Zwölfschlagens zusammengefügt werden.

Das Stühlchen wurde dann in der Vorkirche aufgestellt. Und wer sich schließlich auf diesen Hexenschemel setzte, konnte unter den Leuten, die nach der Mette die Kirche verließen, die Hexen erkennen.

Der urwüchsige Mensch

Er stand einst rat- und machtlos allem Ungemach gegenüber, in dem er das Wirken menschenfeindlicher Kräfte sah. Sein gesunder Besitzinstinkt stellte sich jedem Angriff auf sein Eigentum entgegen. Das wieder trieb ihn auf die Suche nach Abwehr.

Überall dort, wo man die Ursache des Unheils nicht erkennen und die Fehlerquellen nicht aufzudecken vermochte, vermutete man das geheimnisvolle "Ungute", die Dämonen. Sie wiederum mußten mit geheimnisvollen Mitteln gebannt werden.

Heute mag man darüber lächeln

Einst waren eben die Methoden anders. So daß Beelzebub den Teufel austreiben sollte. – Das tut aber den Weistümern von einst keinen Abbruch.

Der Weg zur Freude in uns

Das Gebet ist der Weg zum wahren Leben.
Im Gebet erfahren wir uns von Gott getragen und gehalten. Da reicht die Macht der Menschen nicht hinein. Da hat kein Feind Gewalt über uns.
Im Gebet gelangen wir in den inneren Raum der Stille, in dem Gott selbst in uns wohnt. Da spüren wir das Leben.

Ein altes Sprichwort

Der Himmel hat uns drei Geschenke in dieser Welt gegeben: die Hoffnung, den Schlaf und das Lachen.

Weise und Kluge gibt es heute zuhauf

Unserer Gesellschaft fehlt der Frohsinn.
Es war einmal ein Zuckerbäcker, der Süßwaren in Form von Tieren und Vögeln in verschiedenen Farben und Größen herstellte. – Wenn er seine Süßigkeiten an Kinder verkaufte, pflegten diese sich mit folgenden Worten zu streiten: »Mein Kaninchen ist besser als dein Tiger ... Mein Eichhörnchen ist vielleicht kleiner als dein Elefant, aber es schmeckt besser ...« Und der Zuckerbäcker mußte immer bei dem Gedanken lachen, daß Erwachsene genauso einfältig wie Kinder glaubten, ein Mensch sei besser als der andere. – Nicht die Natur unterscheidet uns, sondern die Erziehung.

⌘

Der »Weihrauchbaum« oder Wacholder

Die Abkochung der Nadeln und Triebspitzen wird bei Fußbädern die Stauungen und sonstige Zirkulationsstörungen in den Füßen beheben. – Ein Vollbad löst eine allgemeine Steigerung der Blutzirkulation und des Wohlbefindens aus.

Innere Versklavung

Der altchinesische Weise Laotse – der menschliche Versenkung fordert – hat es gesagt: »Wer andere kennt ist klug, wer sich selbst kennt ist erleuchtet.« Selbsterkenntnis ist der erste Weg zur Besserung. Wege aber muß man suchen. Man muß sie erkennen und muß sie gehen wollen.

Es gibt viele Feindseligkeiten, die in uns lauern. Uns ins Verderben stürzen wollen.

Der innere Gegner

Das ist der eigene Schatten. Mit ihm müssen wir uns versöhnen. – Beim äußeren Gegner gibt es keinen Grund, daß wir immer die Schuld auf uns laden sollten. Beim inneren Gegner aber sind wir dafür verantwortlich, wenn wir uns nicht einigen können. Wenn wir uns mit dem Gegner in unserer Seele nicht auseinandersetzen, dann wird er sich in uns zu einem Tyrannen entwickeln.

Beim Evangelisten Lukas heißt es

»Wenn du mit deinem Gegner vor Gericht gehst, bemüh dich noch auf dem Weg, dich mit ihm zu einigen. Sonst wird er dich vor den Richter schleppen, und der Richter wird dich dem Gerichtsdiener übergeben, und der Gerichtsdiener wird dich ins Gefängnis werfen.« (Lk 12, 58–59)

Ursachen-Problematik

Dem Urteil von Fachleuten nach findet sich bei Suchtkranken immer in der Tiefe der Persönlichkeit dieselbe Wurzel. Egal, ob es sich um Rauschgiftsucht, Medikamentensucht, Spielsucht, Alkoholsucht, Nikotinsucht oder Magersucht handelt.

Innerhalb des persönlichen Erlebnis-Potentials dieser Kranken gibt es eine Schwachstelle als Einfallstor der leichteren Verführung zur Sucht.

Beim Säugling fängt es an

Widersprüchliche Frühpflegeformen können Hemmungen des ersten großen Lebenstriebes zur Folge haben. So entstehen verstärkte Bedürfnis-Spannungen. Durch Überbetonung der Ausschließlichkeit von Flaschen-Ernährung anstatt dem Stillen mit der Brust. Oder auch durch eine dem Säugling abgeforderte lange Durststrecke innerhalb eines starr reglementierten Ernährungs-Programms. – Das führt zum Wunschdenken und zu Fehlvorstellungen: eigentlich viel mehr haben zu müssen, aber doch nichts haben zu dürfen.

Frustrierende Erlebnisse in der Kindererziehung

Sie können dahin führen, daß sich leicht eine Tendenz zur Sucht einschleicht: Vernachlässigung, mangelnder Hautkontakt, Lieblosigkeiten, Ungeborgenheit, Scheidung der Eltern, Mangel an Zuwendung, das alles hinterläßt Spuren.
Vorbeugen ist und bleibt immer das beste Mittel.

⌘

Appetitlosigkeit bei Kindern

Es ist völlig sinnlos, Kinder zum Essen zu zwingen. Man erreicht mehr, wenn man Naschereien zwischen den Mahlzeiten verbietet und ihnen folgendes Mittel verabreicht: 3 TL Bienenhonig werden mit 1 TL Bockshornkleesamen-Pulver und 1 EL Zitronensaft gut durchgemischt und in den Kühlschrank gestellt. Tagsüber wird dies als Tagesration mehrmals in kleinen Portionen verabreicht.

Hunde machen Geschichte

Im Fernen Osten, im Reich der Mitte, genoß eine uralte chinesische Hunderasse, der Pekinese, eine Vorrangstellung am Kaiserlichen Hof.
Ein langgestreckter, niedriger Zwerghund mit üppigem Haarkleid. Als Haushund anhänglich und wachsam. Gegen Fremde mißtrauisch. Widerstandsfähig und lebhaft.

Ein vielbeachtetes Bildthema in der Kunst

Als treuer Begleiter des Menschen, als Bewacher von Haus und Herden, hat der Hund vorwiegend positive Bedeutung. Hunde erscheinen zu Füßen des Guten Hirten, aber ebenso bei der Anbetung und der Verkündigung an die Hirten. Hierher gehören auch die Hunde, die als Wächter an Grabdenkmälern zu Füßen der Verstorbenen liegen. Tobias nimmt auf die Reise seinen treuen Hund mit.
Dem armen Lazarus lecken Hunde seine Wunden.
Jagdhunde begleiten Eustachius und Hubertus sowie den Erzengel Gabriel bei der Jagd auf das Einhorn.
Ein Hund versorgt den pestkranken heiligen Rochus in seinem Zufluchtsort unten am Bach mit Brot.
Schwarz-weiß-gefleckte Hunde verkörpern die Dominikaner, die Mitglieder vom Orden des heiligen Dominikus. Lateinisch »Domini canes, Hunde des Herrn« genannt. – Ein Hund mit einer Fackel im Maul ist Attribut des heiligen Dominikus.

Der Hund in symbolischer Deutung

Ein weißer Hund kann den Glauben, die Treue und das Gute ausdrücken. Während ein dunkler, häßlich struppiger den Unglauben, den Neid, den Zorn und das Böse darstellt.

Legendenumwoben ist die Herkunft

Das »Löwenhündchen«, wie der Pekinese auch genannt wurde, verdankt einer Sage nach seinen Namen einem buddhistischen Mönch. Dieser ließ einen Löwen so zusammenschrumpfen, daß das von ihm geliebte Äffchen sich nicht mehr vor ihm zu fürchten brauchte.

⌘

Der Schmetterlingsblütler Hornklee

Man findet ihn häufig in Wiesen und auf Matten. Er blüht von Mai bis August. Die Blüten sind gelb bis gelborange, oft rot überlaufen und stehen zu 3 bis 6 in langgestreckten Dolden. Die Hülse ist verlängert und läuft in einen Schnabel aus, was ihm auch den Namen »Hornklee« einbrachte.

Beliebte Heilpflanze

Der Tee, im Heißaufguß zubereitet, lindert nervöse Augenleiden. Behebt Schlaflosigkeit, löst Krämpfe und beruhigt. Man benötigt für $^1/_4$ l kochendes Wasser 1 vollen TL Samenkörner.

Warmer Brei als Dauerauflage

Dieser wirkt spürbar bei Blinddarmentzündung, aber auch bei Gefahr einer Blutvergiftung an offenen Füßen. Wenn noch auszueiternde Stoffe in der Wunde sind, verhindert Bockshornklee ein vorzeitiges und gefährliches Zuheilen. – Doch keine Anwendung ohne ärztliche Beratung!

Pulverisierte Hornklee-Samenkörner

Diese besitzen die Eigenschaft, den Appetit anzuregen und den Allgemeinzustand zu verbessern. Man nimmt vor jeder Mahlzeit $^1/_2$ TL voll ein.

Glück, so federleicht

Am Fuße des Unterberges, zwischen Salzach und Saalach, ist der Glaube an die Kraft des »Trudensteins« nicht ausgestorben. Es ist dies ein von der Natur durchlochter Stein. Vom Geschiebe im Fluß glatt abgeschliffen. Das Loch in seiner Mitte entstand durch Auswaschung oder Herausfallen des Steinkernes. Diesem Stein wird eine außergewöhnliche Kraft zugebilligt: er soll die »Trud«, den Bösen Geist, fernhalten. – Ein Aberglaube, der die Hilflosigkeit des Menschen und sein Suchen zum Ausdruck bringt.

Mein Leben, ein un-teilbares Ganzes

Das Mysterium des Christentums verleiht meinem Leben einen tiefen Sinn im Kampf des Lichtes gegen die Finsternis.
Maria opfert das Jesuskind im Tempel auf. Somit wird dieses ewige geistige Ringen angekündigt, das an der Krippe begann ... noch nicht beendet ist. Für alle Zeiten fortdauert.

Der Bezugsrahmen für Glück

Daß der Mensch von Gott auf Glück hin angelegt ist, bekennt die Bibel, wenn sie das »Paradies« als ursprüngliche Heimat des Menschen vorstellt. Aber dieses Paradies ist »versperrt«. Der Mensch trägt die Erinnerung als Verheißung des Künftigen in sich. Und so lebt er auf die Hoffnung ausgerichtet.

Konfuzius sagt über Glück und Unglück

»Glück ist so federleicht, nie wird es gefangen. – Unglück ist so erdenschwer, nie wird's umgangen.« So beginnt das Lied des Narren von Tschu.

Der christliche Lebensstil

Er ließe sich mit Baden-Powell, dem Vater der Pfadfinder, vielleicht so formulieren: »Wir sind nicht auf Erden, um glücklich zu werden, sondern einander glücklich zu machen.«

⌘

Eine anspruchslose Pflanze, die Blutwurz

Sie gedeiht auf nährstoffarmen, sandigen und sauren Böden. Dieses Rosengewächs besitzt 4 gelbe Blütenblätter und blüht von Mai bis August. – Kennzeichnend für diese Pflanze, die auch »Tormentill« genannt wird, ist der Wurzelstock, dessen Bruch- oder Schnittstelle zuerst weiß ist, bald aber eine intensive Rotfärbung zeigt.

Die Blutwurz ist eine reine Gerbstoffdroge

Sie besitzt eine starke zusammenziehende Kraft. Leistet als Gurgel- und Spülmittel bei Entzündungen in Mund und Rachen, am Zahnfleisch und an den Schleimhäuten wertvolle Hilfe.
In Form von Teilbädern oder Umschlägen wird die Blutwurz bei Erfrierungen und schlecht heilenden Wunden, bei Hämorrhoiden und Verbrennungen mit Vorliebe angewandt.

Altes Hausmittel

Bei Magen- und Darmstörungen verabreicht man Blutwurztee. Vor allem aber dann, wenn die Durchfälle durch Bakterien – wie bei der Ruhr – verursacht werden.

Teezubereitung

2 TL getrocknete und zerkleinerte Wurzel mit $^1/_4$ l kaltem Wasser zustellen, gut aufkochen. 15 Minuten ziehen lassen, abseihen. – 3mal täglich jeweils 1 Tasse langsam und schluckweise trinken.

Weltweit umstritten

Ihr Leben wird zum Krimi: Verleumdung, Bespitzelung und Morddrohung. Doch die Autorin Renate Hartwig gibt nicht auf. Ihr sensationelles Buch »Ich klage an« über die Psycho-Sekte Scientology steht auf der Bestseller-Liste.
Scientology ist staatlich geduldet. Wird von der Justiz nicht verfolgt. Ein von Prominenten, Künstlern und Medien verharmloster Terror.

Scientology heißt »Lehre vom Wissen«

Sie befaßt sich mit dem »Studium des menschlichen Geistes in seiner Beziehung zu sich selbst, zum Universum und zu anderem Leben«.
Scientology versteht sich als Abschluß und Krönung des bisherigen Suchens der Menschheit und möchte alle Gebiete des Lebens auf eine neue und endgültige Weise »klären«. Sie zählt zu den umstrittensten sogenannten Jugendreligionen – auch wenn nur teilweise Jugendliche dabei sind.

Offizielle Feststellung von 1965 in Australien

»Scientology ist böse; ihre Techniken sind böse; ihre Praxis ist eine ernste Bedrohung der Gesellschaft, medizinisch, moralisch und sozial.«

Hubbards Gedankengut

Lafayette Ronald Hubbard, 1911 in Nebraska, USA, geboren, wuchs bei seinem Großvater auf einer Farm auf. Er unternahm Weltreisen nach Ostasien, studierte dann einige Semester, zuletzt an der George-Washington-Universität, ohne Abschluß. Machte sich einen Namen als Science-Fiction-Autor. Die Liebe zur Marine und deren Zeremoniell durchzieht sein ganzes Leben. Nach dem Zweiten Weltkrieg stößt Hubbard zum Okkultorden Ordo Templi Orientis und dessen Ritualen.

»Das Handbuch der dianetischen Verfahren«

Es erscheint 1950. Vieles aus den Ritualen vom Okkultorden und aus Science Fiction fließt darin ein. – 1959 entsteht die »Church of Scientology«. – 1978 wird Hubbard in Frankreich wegen Betrugs verurteilt. – Am 24.1.1986 erfolgt die Meldung vom Tod Hubbards.

Die dreifache Mutter Renate Hartwig

Sie hilft Sekten-Aussteigern mit größtem persönlichen Einsatz aus den Fängen, die sie hartherzig festhalten. Diese Opfer packen rückhaltlos aus. Bringen der Autorin Dokumente und Akten ...
Ihr Alltag hat sich längst zu einem Privatkreuzzug verwandelt, den die Frau mit moralischer Rauflust und bissiger Ironie führt. Auf die Frage, was sie beruflich mache, sagte sie einmal: »Ich schaffe mir Feinde ...« Und ihnen bietet sie die Stirne.

⌘

Kreislaufstörungen und Kreislaufversagen

Diese Übel sind heute weit verbreitet. Ein Hausmittel kann hier Abhilfe schaffen.
Frischgepreßter Zwiebelsaft: Eine mittelgroße Zwiebel kleinschneiden und auspressen. Den Saft in eine Tasse geben, 1 EL Honig einquirlen.

Eine 3-Wochen-Kur wäre angebracht

Wobei morgens und abends täglich der Trunk eingenommen wird. Hernach 3 Wochen aussetzen, wiederholen. Diese Kur kann mehrmals jährlich – auch vorbeugend – durchgeführt werden.

Kummer und Wonne

Auf einem Friedhof erregen zwei einander gegenüberliegende Grabsteine das Interesse des Besuchers. Auf dem einen steht neben dem Namen und den Daten des Toten noch das Wort: »Warum?« Der dort begrabene Matrose wurde im Kampf gegen die Kommunisten ermordet. Die Mutter überwand dieses Leid nicht. Darum der fragende Aufschrei.
Der Grabstein gegenüber, der etwa ein bis zwei Jahre später gesetzt wurde, trägt den gleichen Familiennamen. Es ist das Grab der Schwester, die an einer Krankheit starb.
Dieser Stein bringt nun merkwürdigerweise in drei Worten die Antwort auf die Frage des ersten: »Gott weiß, warum.«
Die Mutter hatte inzwischen durch die Erschütterung – den Tod ihres Sohnes – den Weg zum Glauben gefunden. Zu einem Glauben, der so lebendig war, daß er den Kummer bewältigte.

Werde, der du bist

Die Seelenmitte ist die Quelle und die Drehscheibe meines Wesens im Wandel von all dem Kummer und der Freude.
So Albert Schweitzer: »Viele Menschen wissen, daß sie unglücklich sind. Aber mehr Menschen wissen nicht, daß sie glücklich sein könnten.« Weil wir das Glück nur durch ein Jasagen zu uns selbst finden.

Eine übliche Redensart

»Ich bin Kummer gewohnt«, sagt man resignierend, wenn einem etwas Unangenehmes widerfährt. Dabei kommt man zur Einsicht, daß eben mit gelegentlichen Rückschlägen im Leben zu rechnen ist.

Rückfälle gibt es immer wieder in Bezug auf unsere Gesundheit. Es kommt dabei zum Wiederausbruch oder zum erneuten Auftreten einer Krankheit, die bereits geheilt schien. Oder zum Wiederauftreten einer entfernten Geschwulst an derselben Stelle.

⌘

Das Küchengemüse Dill

Es ist viel zuwenig bekannt. Gilt als altes Hausmittel für die ganze Familie. Es kann den Menschen besänftigen. Ihn die Ruhe wiederfinden lassen.

Das einjährige Dillkraut

Erreicht eine Höhe bis zu 1,20 m. Es verträgt keine Winterfröste und liebt sonnigen Standort. – Eines gilt für Pflanzen- und Menschenleben genauso: das Rücksicht-Nehmen. Dillkraut soll man immer im Hintergrund des Gewürzbeetes pflanzen, damit die hohen Dillstengel den anderen Kräutern nicht das Licht nehmen.

Praktische Dill-Anwendung

Zart und kühl ist das Aroma des Dillkrautes, das kein Kochen verträgt. Dillsamen hingegen riechen angenehm gewürzhaft und schmecken typisch dillartig-würzig.
Dillessig: 75 g frisches Dillkraut in 1 l Apfelessig geben. Eine wertvolle Würze. Eignet sich auch zum Abreiben müder Füße.
Getrocknete Dillblätter: Werden im Winter zur Zubereitung von Dillsoße verwendet. Für Galle- und Leberdiät zu empfehlen.
Dillkraut-Tee: Im Heißaufguß zubereitet und abends getrunken, fördert die Schlafbereitschaft, nimmt auch Alpträume.
Dillsamen kauen: ... und der üble Mundgeruch schwindet.

Unterwegs auf Herbergssuche

Schlehen, Sanddorn und Hartriegel, Brombeeren, Wildrosen und Himbeeren, aber auch noch andere Wildgehölze können sich unterirdisch stark ausbreiten. Bewurzelte Triebe schießen aus dem Boden und bilden neue Pflanzen. – Diese natürliche Fortpflanzung läßt sich gut nutzen.
Die Vermehrungszeit beginnt nach dem Laubabfall im Herbst. Ab Oktober – und bei frostfreiem Boden durchgehend – bis April können Wurzelschößlinge gewonnen werden. Man gräbt sie vorsichtig aus und trennt ein möglichst langes, schön bewurzeltes Stück mit einem glatten Schnitt durch. Kürzt etwa die Hälfte ein. Verpflanzt die Schößlinge direkt in den Garten und gießt gründlich ein.

Wir jetten spaßhalber nach Übersee. Buchen Urwald, Steppe oder Savanne. – Die Fülle des Lebens, die uns dort entgegenbrandet, sensibilisiert zwar für die Natur. Ungewohnte Farbspiele und die unglaubliche Formgebung tropischer Pflanzen öffnen einem die Augen ...
Aber sprießen nicht um dich herum anmutende Pflanzen, formenreich und farbenfroh?

Welch ein Prachtspiel an Farben. Welche Vielfalt an Formen. Dies begegnet uns auf der Naturwiese. Durch das kräftige Blauviolett der Blüten lenkt eine Pflanze das Augenmerk auf sich. Die Form ihrer Blüten erinnert an einen geöffneten Mund. Das ist der Wiesensalbei.
Die Blütentraube der Esparsette, mit ihren rosaroten, zart gestreiften Blüten, nimmt sich neben dem Wiesensalbei aus wie ein spanischer Edelknabe an der Seite eines Wikinger-Seefahrers.

Die goldgelben Blüten öffnen sich nur vormittags. Dann leuchten die schönen, großen, sternartigen Korbblüten im Grün der Wiesen auf, als wären sie als Sonnenkinder vom Himmel gefallen. Die einblütigen Stiele sind dicht unter dem Köpfchen etwas verdickt. Bei der vertrockneten Blume hängen die Kelchblätter lang und gedreht von dem kahlen Blütenbodenkopf herab. Daher stammt die Bezeichnung »Bocksbart«.

Neugierig streckt die Witwenblume ihre blauvioletten Köpfchen in die Höhe. Gleichsam als wollte sie alles auf der Wiese im Auge behalten.

Wie ein scheues Mädchen, das sein Kleid eng an den mageren Körper preßt, steht der Große Klappertopf da. Mit bauchig aufgeblasenem Kelch und bleichen Deckblättern in einseitswendigen Ähren. Hellgelb sind die Blüten. Eine Halbschmarotzerpflanze, deren Wurzeln die Saftleitungsbahnen der Gräser anzapfen.

Überall findet man ihn. Auf einem langen, glatten und hohlen milchenden Stengel sitzt ein auffallendes Körbchen, das mit seinen gelben Blättchen den Ton auf der Maienwiese angibt. Wegen der Form ihrer Blätter heißt die Blume Löwenzahn.

Es hört mit dem Bauch. Singt mit den Beinen. Wechselt siebenmal die Haut. Und springt hundertmal weiter als es selbst lang ist. – Was ist das?

Es ist sehr musikalisch. Seine ganze Verwandtschaft ist es. Aufgrund der Tonhöhe kann es erkennen, ob es sich um einen Artgenossen oder um einen fernen Verwandten handelt.

Und unwahrscheinlich taktvoll ist es auch. Das heißt, es hat ein ganz ausgezeichnetes Empfinden für Takt und Rhythmus.

An Tonhöhe und Takt des Gesanges – die Gesänge dieser Tierfamilie erfüllen im Sommer die Luft über den Wiesen – kann es sogar ermessen, in welcher Stimmung der Nachbar ist. Das Weibchen hört – mit dem Bauch wohlgemerkt – ob es ein Minnelied ist, das ihr gilt, oder ob sich nur zwei Rivalen übertönen wollen.

Diese Tiere kümmern sich nicht um die Brut. Es wird ein Loch in die Erde gebohrt, Eier hineingelegt und fertig. Die Larven sehen den Eltern schon sehr früh ganz ähnlich. Flügel, welche die extrem weiten Sprünge unterstützen, bekommen sie erst nach der letzten Häutung.
Grashüpfer sind es, aus der Familie der Heuschrekken. In Europa allein schon gibt es 36 Arten.

Im Innersten des Herzens sind wir naturfremd geworden. Die heimatliche Tier- und Pflanzenwelt ist aus unserem Blickfeld zur Gänze verdrängt worden. So vieles in uns begann abzubröckeln. Der Weg zur inneren Zerstörung war offen.
Wanderschuhe anziehen! Auf die Wanderschaft gehen! Die Herausforderung der Wüste – Leere, Öde, Trostlosigkeit und Verlassenheit – annehmen.
Beständig auf Herbergssuche unterwegs sein.

Der Würzburger Dichter Max Dauthendey suchte jahrzehntelang »die Frömmigkeit von der Hinwendung an den jenseitigen Gott« zu lösen. So wollte er sich eine rein diesseitige – nur auf das Irdische hin ausgerichtete – Weltfrömmigkeit aufbauen.
In der Tat schien bei ihm jeder Gedanke an einen persönlichen Gott endgültig begraben. Aber es war nur Schein. Dahinter verbarg sich die qualvolle Unruhe nach Gott.
Dauthendey wurde auf einer Südseereise vom Ersten Weltkrieg überrascht. Fern der Heimat quälte ihn durch Jahre das Heimweh. Bis die Malaria seinem Leben 1918 ein vorzeitiges Ende setzte.
In der Einsamkeit und Not dieser Jahre tauchten alte, längst vergangene Gedanken wieder auf. Bis ihm die beglückende Erkenntnis zuteil wurde: Es gibt einen persönlichen Gott.
Über dieses Erlebnis sagt er, daß er dreißig Jahre auf dem Bratrost seiner Zweifel und Fragen nach Gott gemartert worden sei. »Ich bin wie erlöst von einem großen Lebenskampfe.«
Das Jahr der Kirche gleicht einem großartigen Drama – einer wahren Divina Commedia – ausgeführt

von der Gesamtheit der Naturkräfte der Menschen, der Engel und von Gott selbst.
Der Winter mischt seine Bilder mit Advent- und Weihnachtsgeschehen. Lieder und Klänge erfüllen die Christnacht mit Freude und Hoffnung. – Ostern und Frühling werden zu einer Einheit verschmolzen. – Nicht anders ist es mit dem Verwobensein von Christi Himmelfahrt, Pfingsten und dem Fronleichnamsfest. Das hinübergeleitet in die Sommerszeit, wo in der Glut der Sonne das Blühen letztlich zum Reifen geführt wird.
Dem Herbst wieder verleihen Allerheiligen und Allerseelen ein tieferes Gepräge.
Schließt der Dom des alten Kirchenjahres seine Tore, dann erscheint Christus als König. Der Sieger, Herrscher, der Mächtige über Not, Elend und Tod. Und wenn im neuen Kirchenjahr Maria und Josef wieder an verschlossene Türen klopfen ... dann tu auch du auf das Tor deines Herzens ...
In Seiner Mensch-Werdung durchbricht Gott die Schranken zwischen Himmel und Erde.
Die Fülle des Gottesreiches beginnt die Menschen zu erfassen.
Worte des französischen Mathematikers und Mystikers Blaise Pascal zum Nach-Denken: »Die Vergangenheit darf uns nicht fesseln, weil wir nichts anderes zu tun haben, als unsere Fehler zu bereuen. Die Zukunft aber darf uns noch weniger berühren, denn sie ist im Hinblick auf uns durchaus nichts, und vielleicht erreichen wir sie niemals. *Die Gegenwart ist die einzige Zeit, die uns wahrhaft gehört.«*

I. Kräuter, Pflanzen, Früchte

II. Leiden, Krankheiten, Hilfen

Inhalt

Im Leben reiht sich Bild an Bild